〜Quality Of Sleep〜

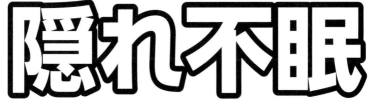

隠れ不眠

努力すれば、必ず治る！

編著　新鎌ヶ谷駅前クリニック
院長　小林 マーク

扉絵　小林 あみ

老眼鏡なしで
読める本を
目指しました。

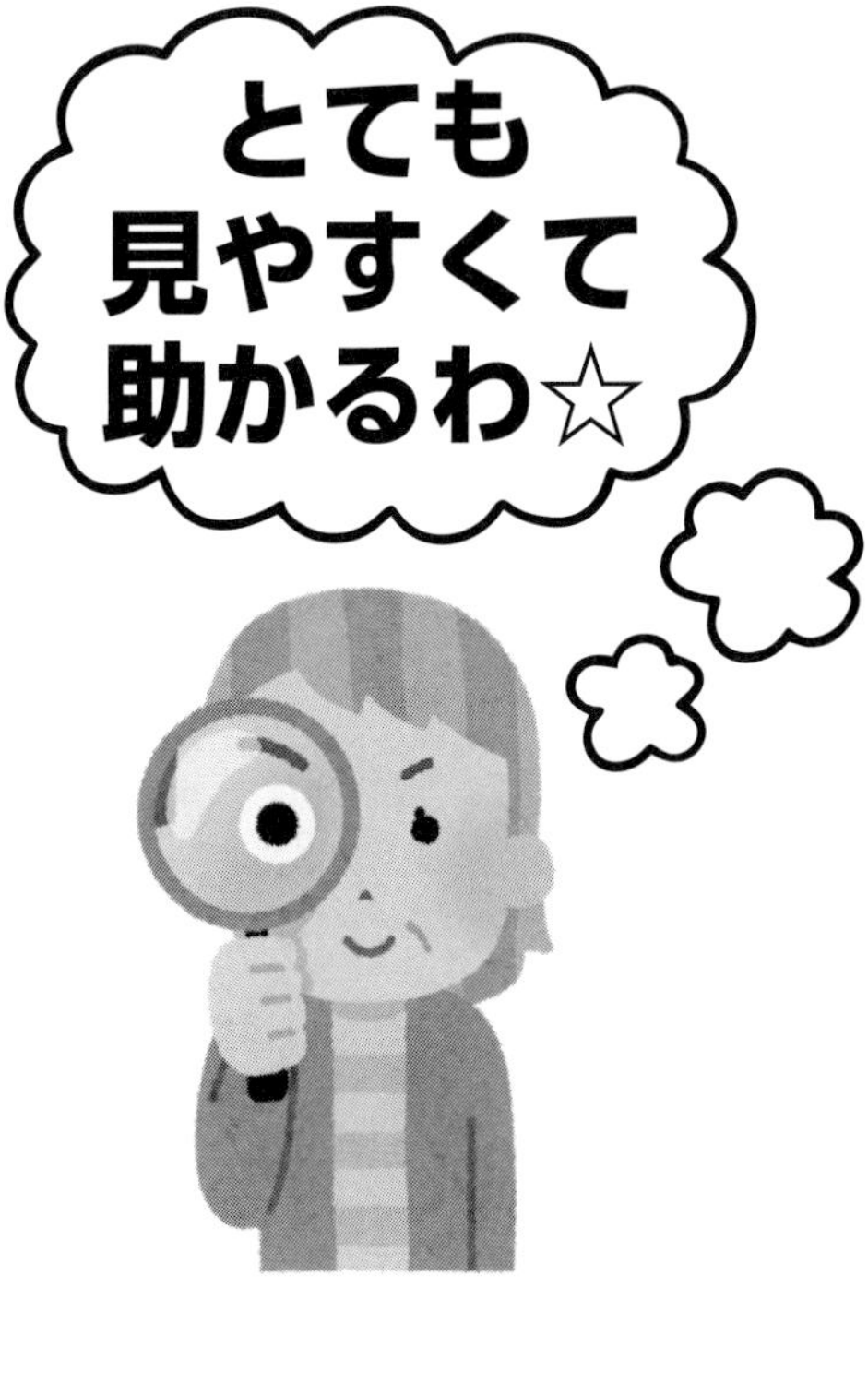
とても
見やすくて
助かるわ☆

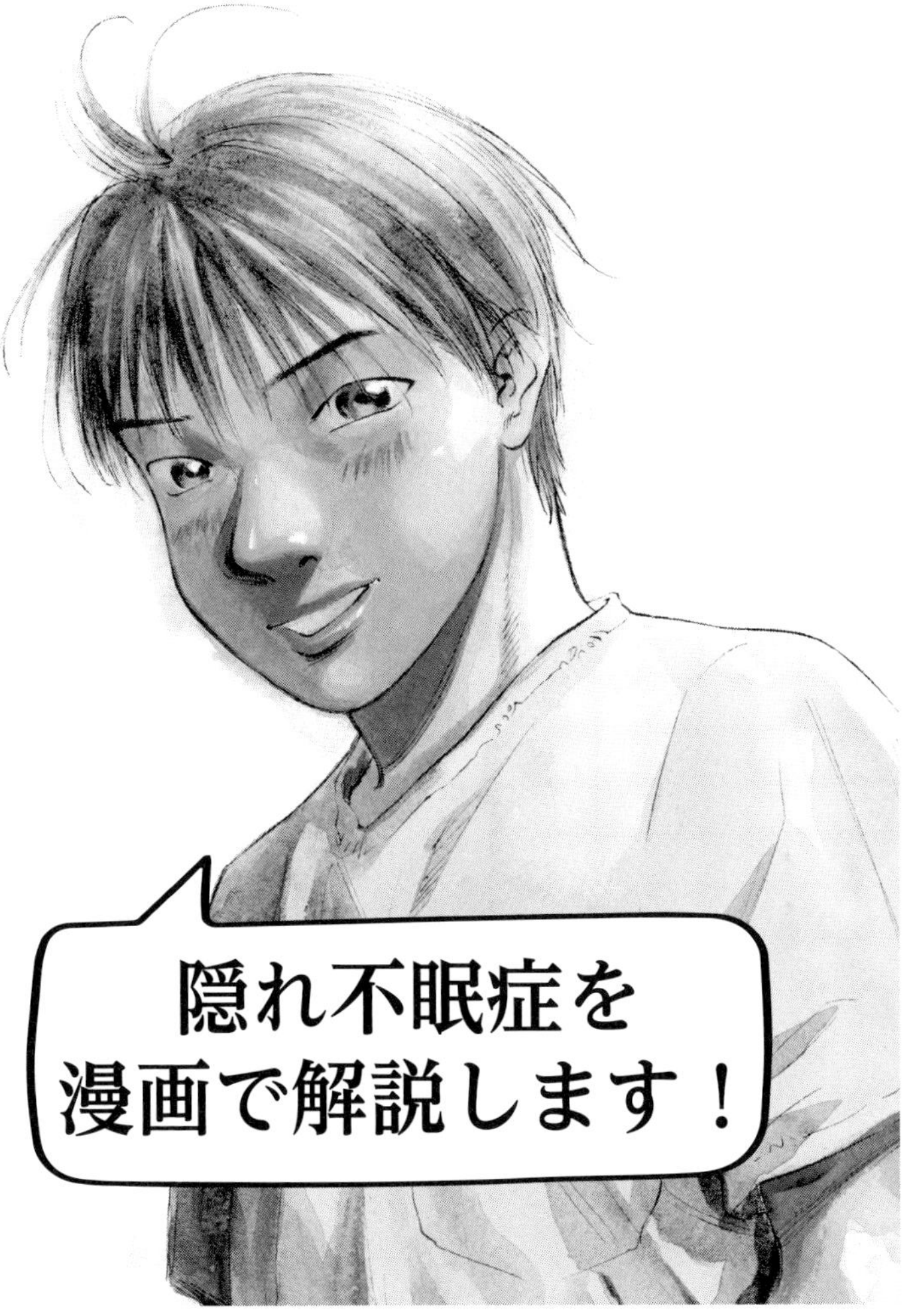
隠れ不眠症を
漫画で解説します！

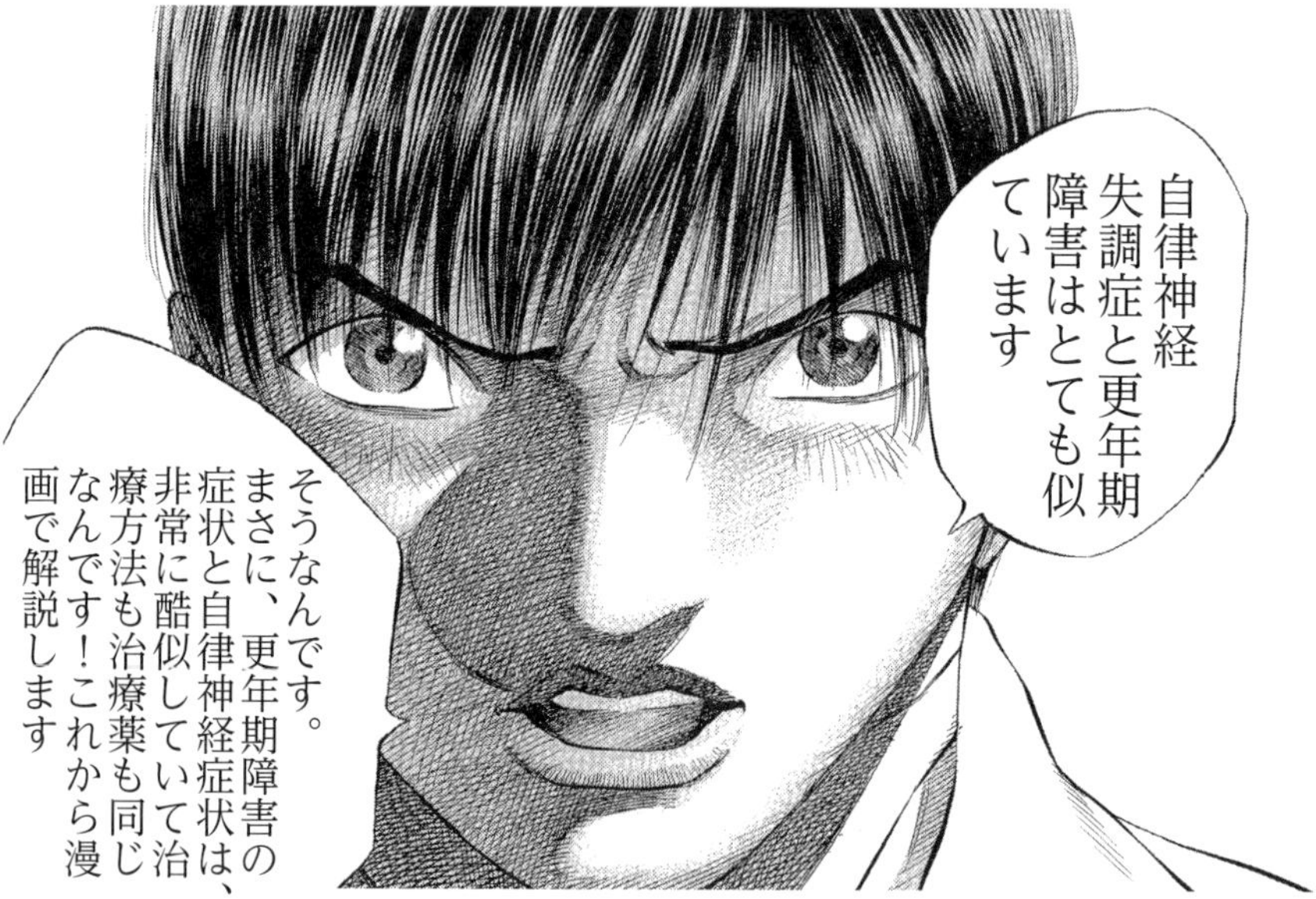

タイトル　ブラックジャックによろしく
著作者名　佐藤　秀峰

CASE.1
50代主婦（知恵さん）の
自律神経失調症

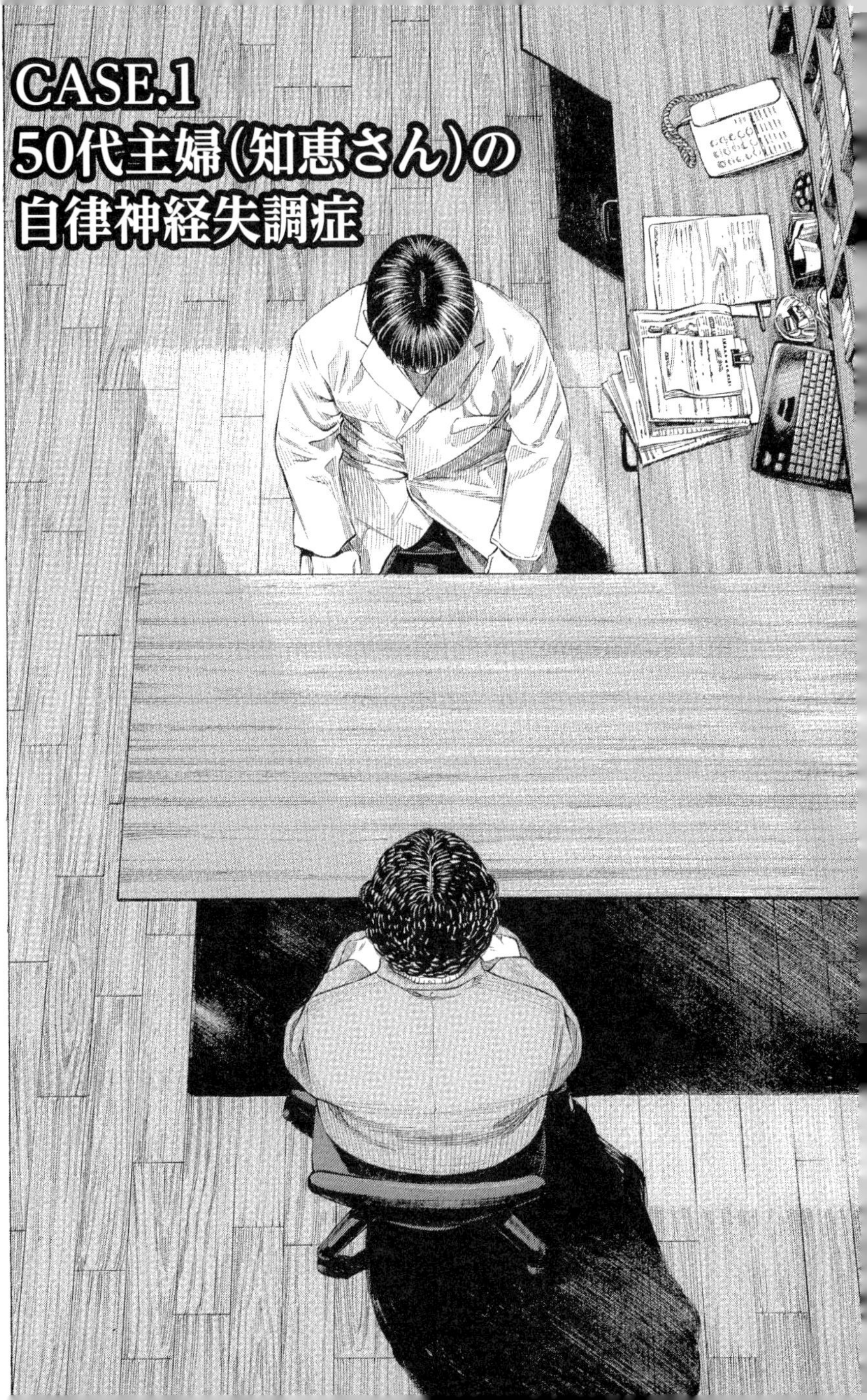

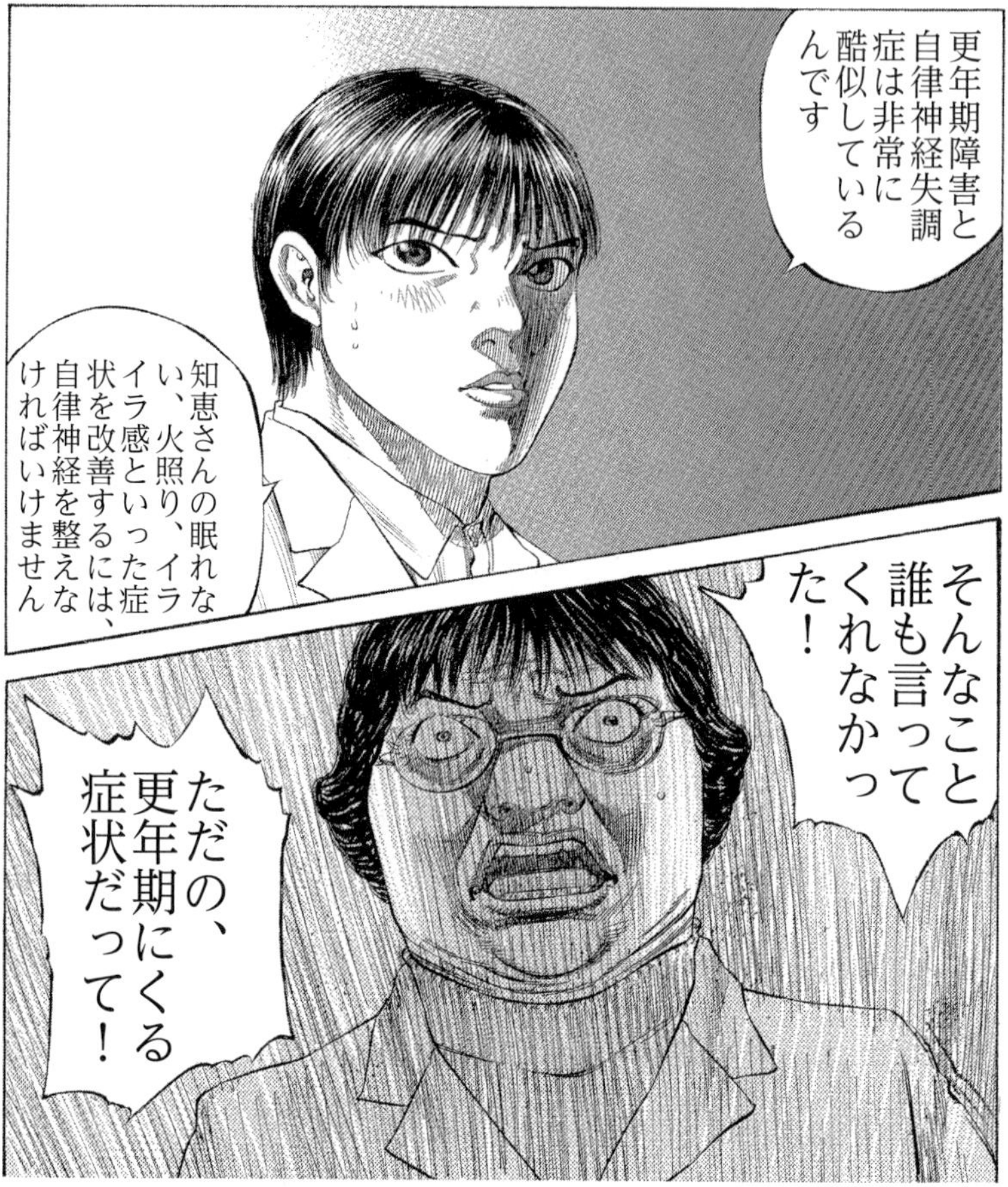
更年期障害と自律神経失調症は非常に酷似しているんです
知恵さんの眠れない、火照り、イライラ感といった症状を改善するには、自律神経を整えなければいけません
そんなこと誰も言ってくれなかった！
ただの、更年期にくる症状だって！

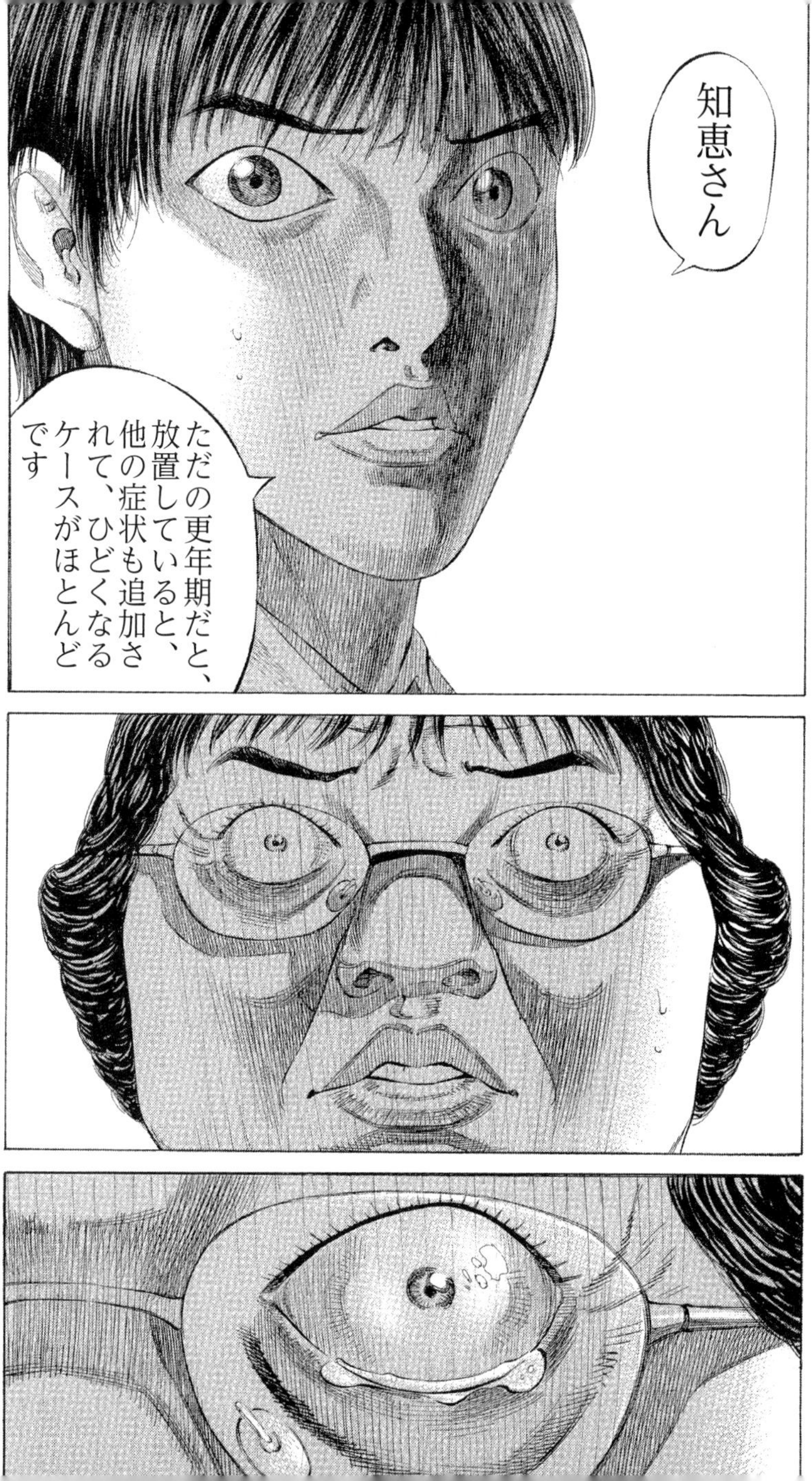
知恵さん
ただの更年期だと、放置していると、他の症状も追加されて、ひどくなるケースがほとんどです

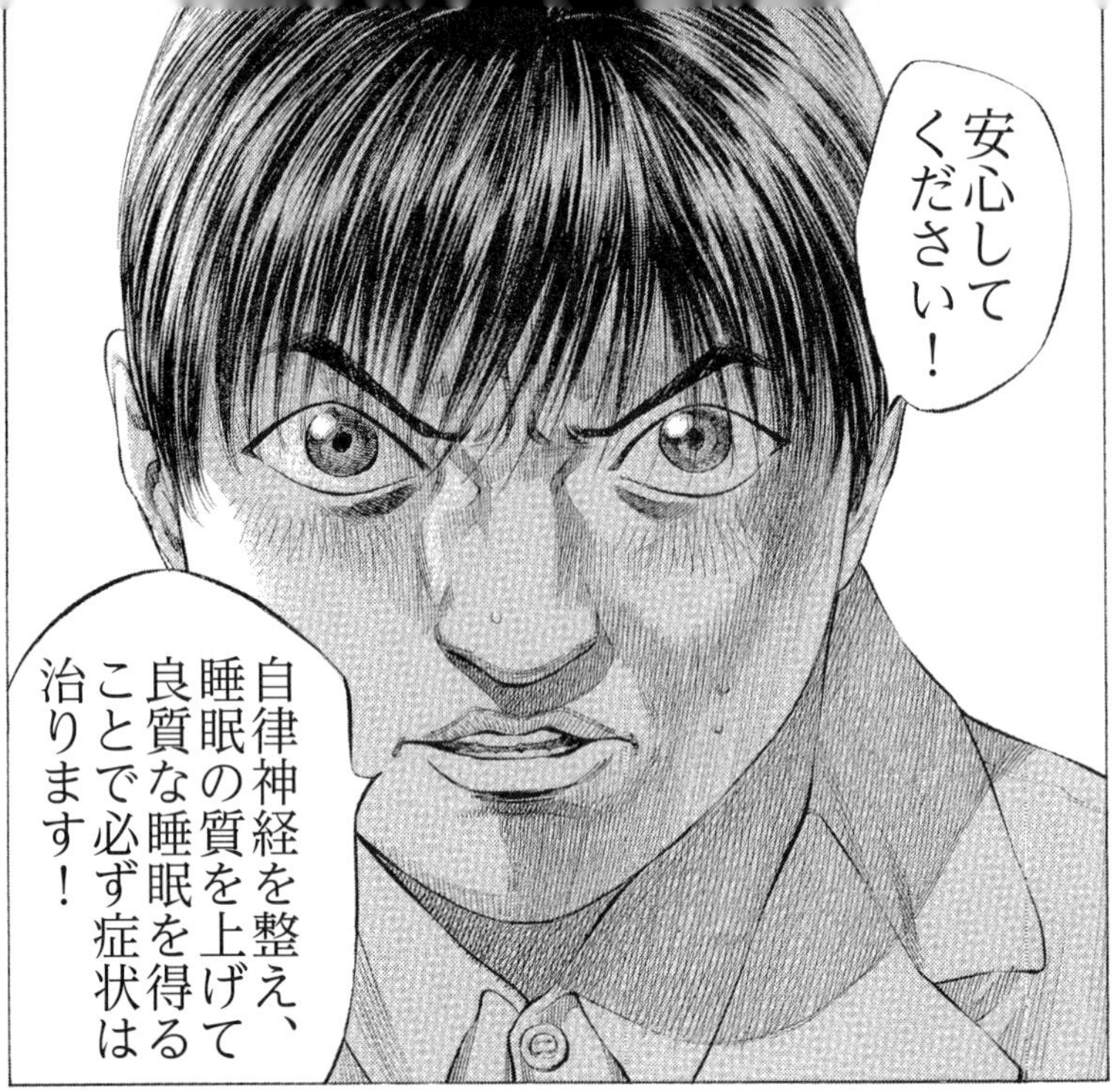
安心してください！
自律神経を整え、睡眠の質を上げて良質な睡眠を得ることで必ず症状は治ります！

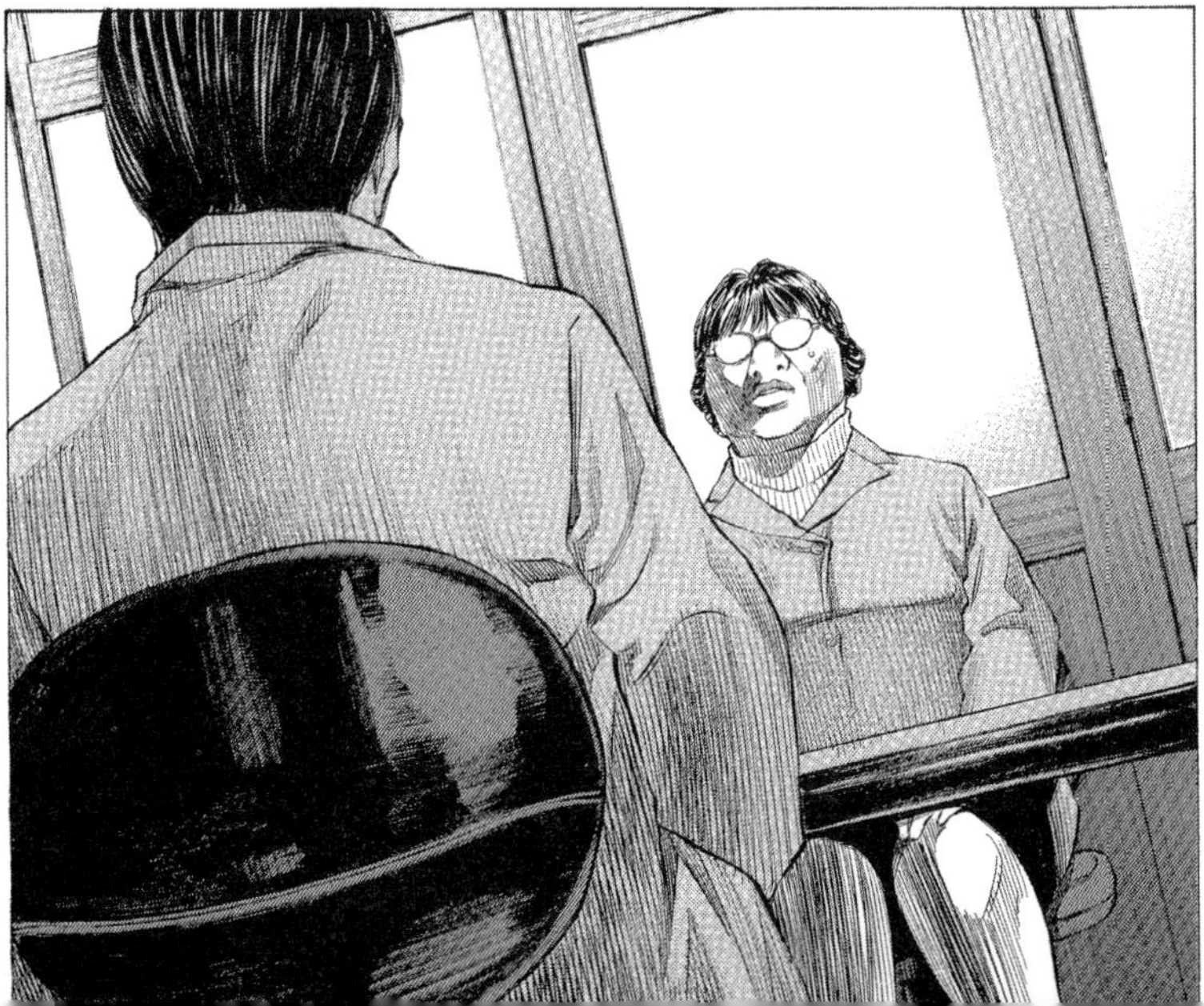

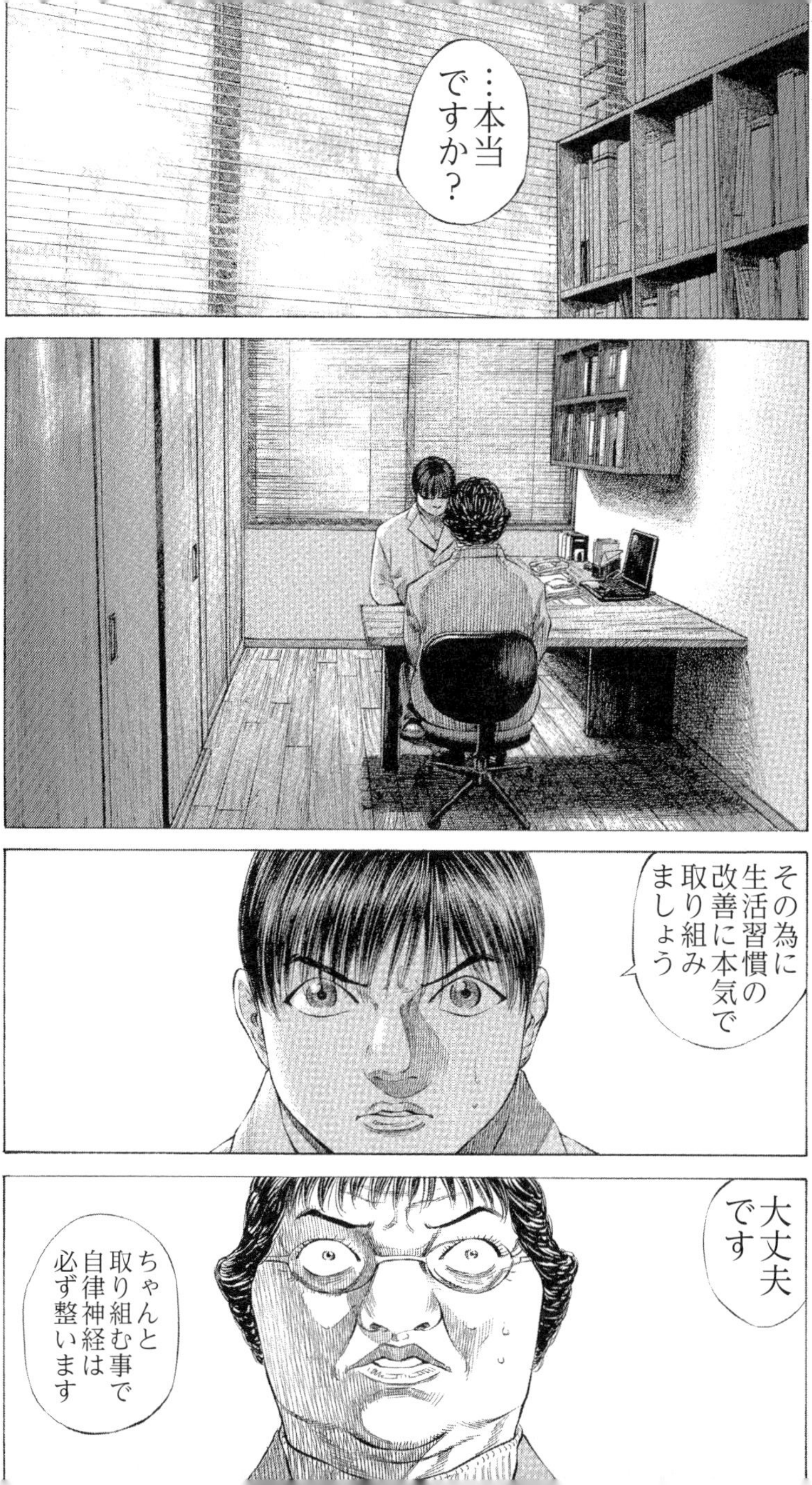
…本当ですか？
その為に生活習慣の改善に本気で取り組みましょう
大丈夫です
ちゃんと取り組む事で自律神経は必ず整います

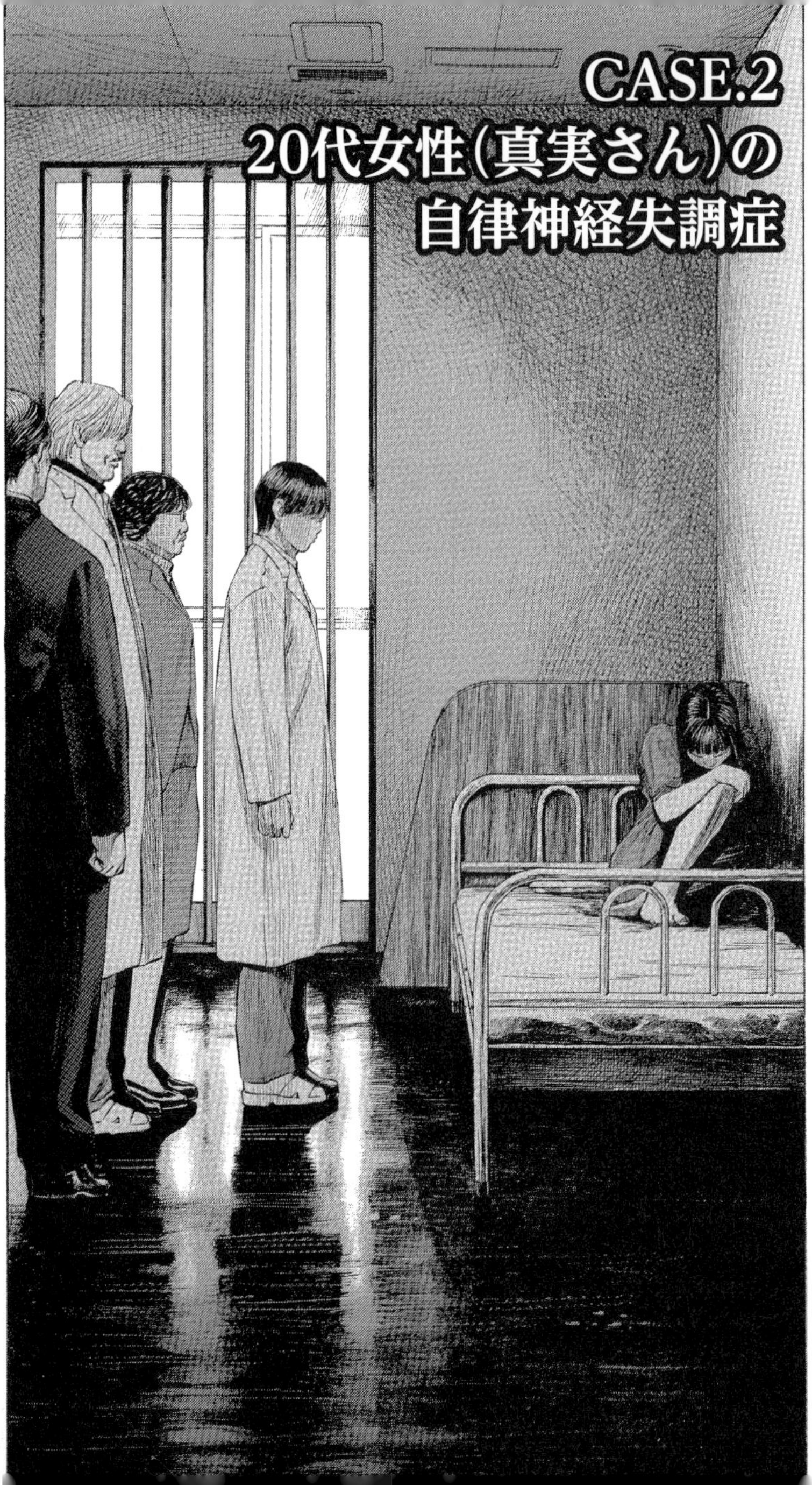
CASE.2
20代女性（真実さん）の
自律神経失調症

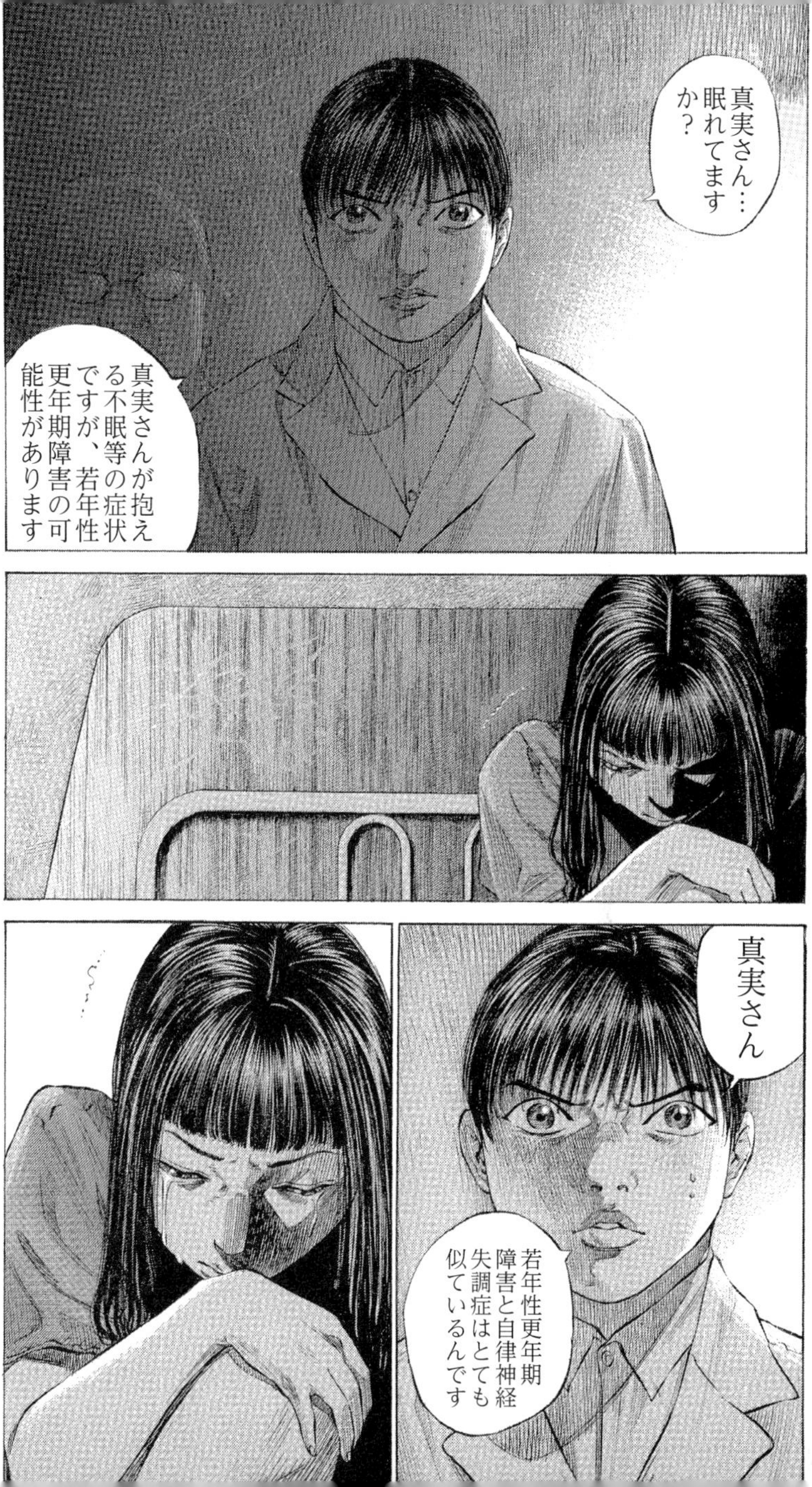
真実さん…眠れてますか？
真実さんが抱える不眠等の症状ですが、若年性更年期障害の可能性があります
真実さん
若年性更年期障害と自律神経失調症はとても似ているんです
…

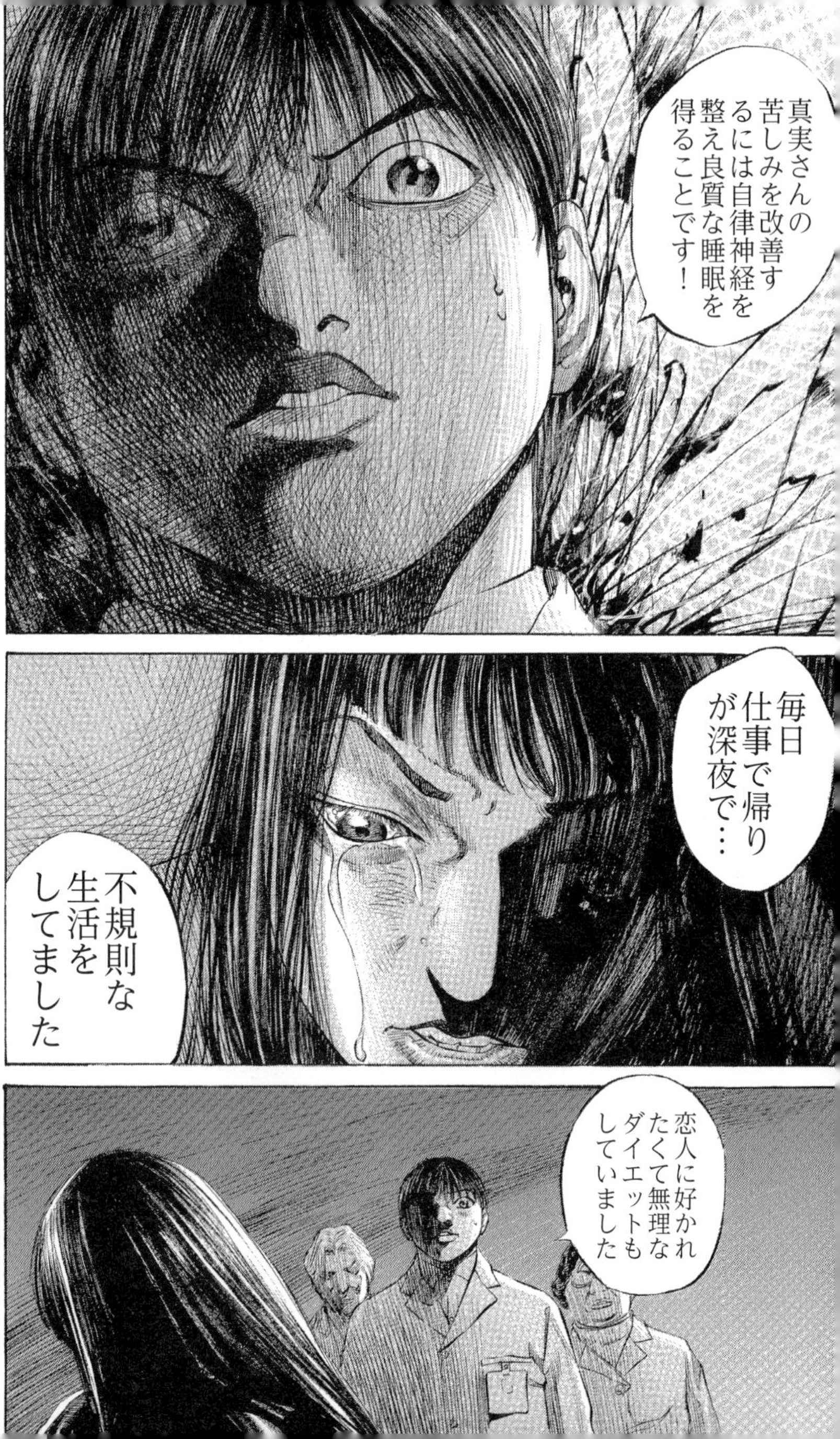
真実さんの苦しみを改善するには自律神経を整え良質な睡眠を得ることです！
毎日仕事で帰りが深夜で…
不規則な生活をしてました
恋人に好かれたくて無理なダイエットもしていました

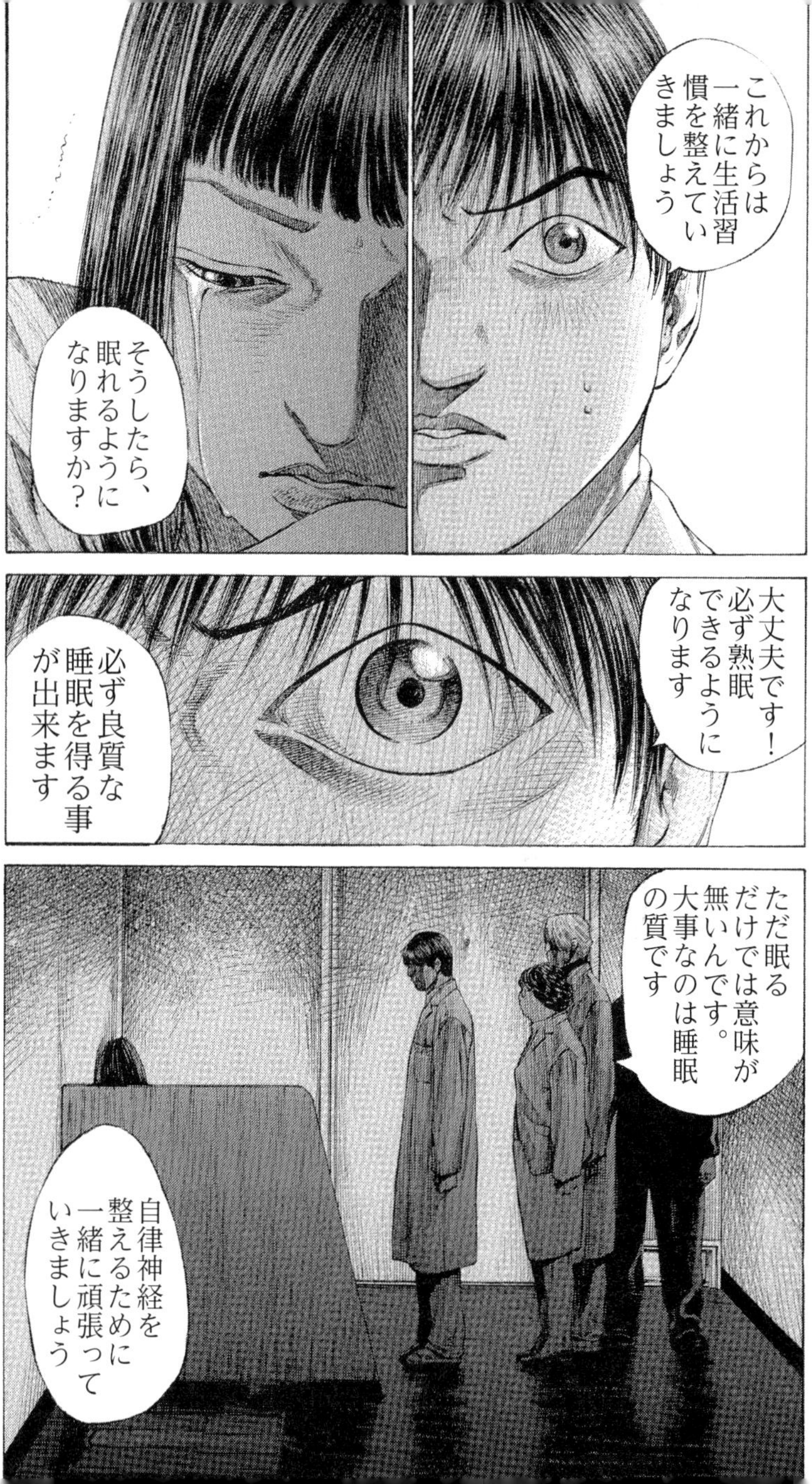
これからは一緒に生活習慣を整えていきましょう
そうしたら、眠れるようになりますか？
大丈夫です！必ず熟眠できるようになります
必ず良質な睡眠を得る事が出来ます
ただ眠るだけでは意味が無いんです。大事なのは睡眠の質です
自律神経を整えるために一緒に頑張っていきましょう

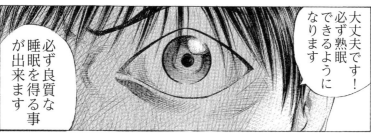

はじめに

平家物語の冒頭にある「祇園精舎の鐘の声、諸行無常の響きあり、娑羅《さら》双樹の花の色、盛者必衰の理《ことわり》をあらわす。驕《おご》れるにも久しからず、ただ春の夢の如し。」に全てが示めされているように、人間の心も栄枯盛衰さまざまに揺れ動く。

不眠症はストレス社会と呼ばれる現代病と考えられているが、果たしてそうだろうか？

古代の日本は、いつ誰から殺されるか分からないような殺伐とした時代、それこそストレスと向き合う毎日で、夜に安心して寝ることができる人々の方が少ない時代であった。不眠症は現代の病ではなく昔からあった病であり、強いストレスや負荷が三つ以上あって眠れないのはむしろ、あたりまえのことです。

そして、平和な時代である現代において、不眠症も変化してきたのです。

昔からあるストレスによる不眠に加え、十分な睡眠時間を取っているにも関わらず、体調が悪くなる現在の症候のことを「隠れ不眠」と定義し警鐘を促しています。

どちらも原因のほとんどがストレスと、はしゃぎ過ぎや、だらけ過ぎなど生活のリズムからくる、自律神経の乱れが原因です。

自律神経を整え規則正しい生活が送られるようになれば、必ず不眠症は治ります。

ただ浅く長時間眠るだけでは、意味がないのです。実は「眠ること」というのは誰でも出来ることです。私の今までの臨床経験において、眠れなくて亡くなられた方は今まで見たことがありません。

重要なのはQOS（Quality Of Sleep）睡眠の質です。不眠症を治すにはQOSを上げることが、必要不可欠なのです。

重複しますが、自律神経を整え、QOSを改善すれば、必ず不眠症は治ります！

今までの私の臨床経験において、指示通りの規則正しい生活を厳しく意識して努力して頂ければ、老若男女問わず自律神経は必ず整います。

もう「熟眠できない！」と苦しむことはありません。これから、どなたでも出来る方法を教えます。あなたが不眠という苦しみから解放され輝かしい生活を送られることを願っています。

目次

第一章

不眠症はこんな病気

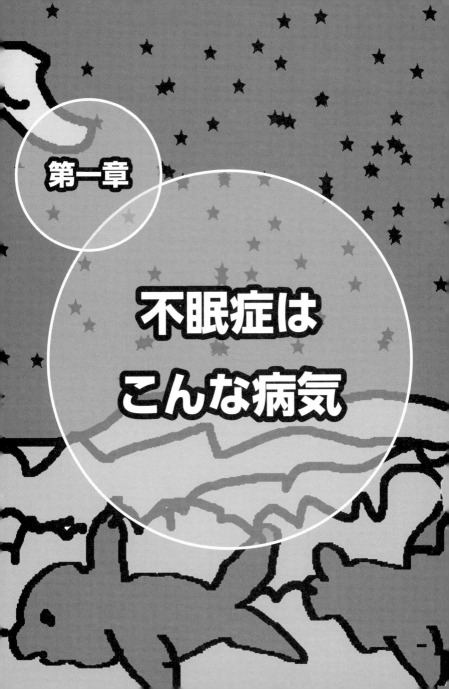

不眠症の問題点

インターネット、LINEなどのSNSが発達した現代では、睡眠時間が減少する傾向が続いています。三人に一人は睡眠の質の問題で悩んでいるといわれているほどです。

遠距離バスの事故など、眠気による重大事故は増える一方です。睡眠時間が一日四～六時間以下の睡眠不足状態が長期間持続すると脳、心臓疾患や糖尿病の有病率、または死亡率が高まるという報告があります。

眠れないことは個人的にも社会的にも大きな損失になります。二〇六〇年には日本人の人口が推定八千万人と推測されている昨今、健康な状態で社会貢献出来る人口の減少は、今後ますます大きな問題提起される事柄である。つまり経済効果にも多大な影響を及ぼします。

ＱＯＳ、すなわち睡眠の質を高めて、よりよい眠りを確保することはとても重要なのです。

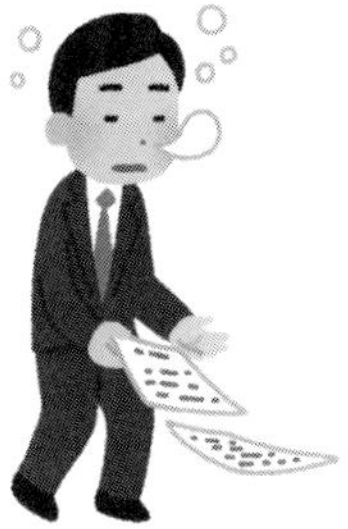

眠りの仕組みとは？

「人はなぜ眠るのか？」

小学生でも感じる疑問に、実はまだ答えはありません。

ただ、睡眠が大事なのは周知の事実です。

それは、皆が熟眠できた後の気分の良さを実感しているからです。逆に睡眠がとれなくて辛い、もしくは寝過ぎて体が怠いといったことも多くの方が経験しています。過眠＝不眠であることは、言うまでもありません。本当に質の良い睡眠は七時間から八時間の睡眠時間です。自分自身の経験で感じているからこそ、人は睡眠の重要性に気付いているのです。

では、人はなぜ眠らなければいけないのでしょうか？

それは人間が発達した、大脳を持っているからだと考えられていま
す。大脳は本来覚醒した状態にあると考えられています。しかし、
常に覚醒した状態にあると大脳はオーバーヒートしてしまいます。
自律神経の交感神経が過剰に反応することにより、アドレナリン
という脳内神経物質により不眠となります。
それを防ぐために、質の良い睡眠を持続させる睡眠物質がありま
す。それらが、睡眠中枢に働きかけ眠りをもたらしているといわれ
ています。
大脳を休ませる手段は睡眠しかありません。
体は安静にしていれば休めますが、大脳を休め
るには眠るしかないのです。
その為に眠ることが不可欠になるのです。

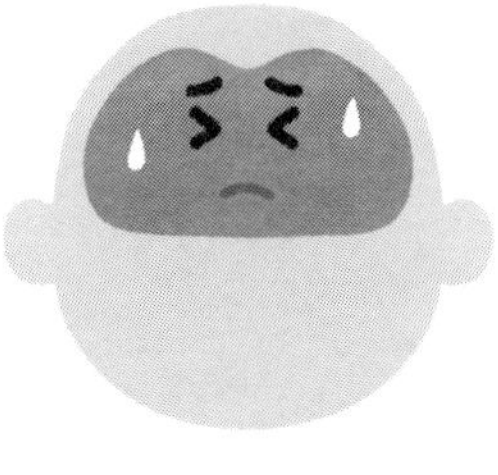

不眠症とは何か?

不眠症ってなんですか?

患者さんからよく尋ねられます。

眠れないこと?

いえいえ、眠れないことだけではありません。

そもそも、不眠症は対人関係の不安やストレスが原因で寝付きが悪かったり、夜中や早朝に起きて眠れなくなったりして、本人がつらいと感じたり、心配したりしている状態のことをいいます。

本人が寝た気がしないと感じる状態のことです。そして、同時に睡眠が不足することにより家事や仕事、学業などに悪影響がでていること。

業務に支障が出たり、日常生活が損なわれたりしているという、客観的な障害があること。

この両方があることが不眠症といわれております。

以前、一日三時間睡眠で健康を維持しており、日常生活に支障がない患者さんがおりました、その場合は定義上は不眠症とはいいません。

しかし、その様な生活を続けることは危険な事です。つまり、ショートスリーパーという以前流行した言葉は間違いなのです。

最近増えている症状として、十分睡眠時間を満たしているにも関わらず、満足感のある睡眠が得られない状態のことを私は『隠れ不眠』と定義しています。

本人が気付かず不眠症になり、体調不良におちいるケースです。

これはストレス、生活のリズムの乱れからくる自律神経の不調が主な原因です。

体の調子がよくないと感じたら、これらを見直し睡眠の質を改善することが重要です。

不眠症の定義

不眠症

繰り返される入眠困難、睡眠持続困難、また通常の時間帯に寝ているにも関わらず満足感のある良質な睡眠が得られず、その結果、日中の機能低下を生じるもの。

隠れ不眠症に要注意！

先ほどの項でも触れましたが、隠れ不眠症は大きな問題になっています。

隠れ不眠症の定義として、

「慢性的な不眠ではなく、専門的な治療をする必要はないけれど、睡眠に悩みや不満を抱え、日常生活に影響がある。そんな状態にも関わらず、睡眠の重要性に対して認識が低い状態」

と、睡眠改善委員会は定義しています。

・毎日ではないが、布団に入っても眠れない。
・ちゃんと寝ているのに朝に疲れが残っている。

そんな症状があっても、毎日ではないから大丈夫、休みの日に寝だめするから大丈夫などと考えている人が多いのです。

思い当たる人は生活のリズムを見直し、自律神経を整えＱＯＳ（睡眠の質）を高めることが重要です。

隠れ不眠症の位置づけ

不眠症	隠れ不眠症	単なる寝不足
●不眠状態の継続性（週二回以上、一ヵ月持続） ●不眠のために苦痛を感じる ●社会生活・職業機能が妨げられる	●軽度かつ短期の不眠状態 ●日中の活動に支障が出る ●不眠に気付いて悩んでいる、ないしは気付かずに放置している	●特に定義なし ●深刻さはなし ●不快感はある

出典：睡眠改善委員会ホームページ
ＵＲＬ　www.brainhealth.jp/suimin/index.php

生活不規則タイプ

日常生活や仕事が忙しく、生活パターンが不規則になって睡眠時間が乱れているという隠れ不眠タイプです。

つまり毎日七時間定刻に寝て、定刻に起きることが極めて重要なのです。

一見すると、生活に支障をきたすような顕著な弊害が見えにくく、自身もあまり睡眠不足を苦にしていないが、知らず知らずのうちに脳が疲れたり、身体機能のバランスが崩れたりしている恐れがあります。

翌日、ベストパフォーマンスが出来ていないことに気が付いていない方もいます。

健康の悪化がけんざい化する前に自律神経を整え、ＱＯＳを改善することが望まれます。

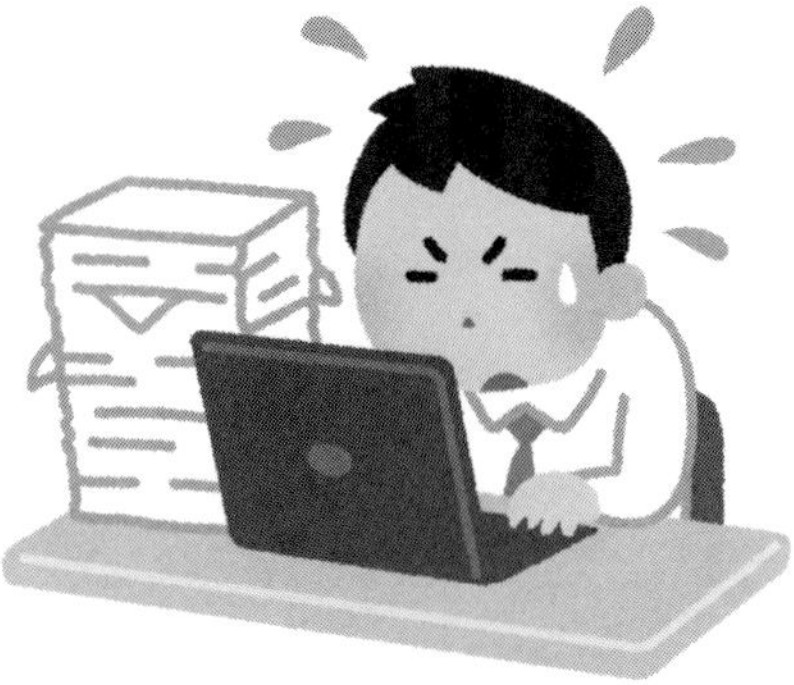

出典：睡眠改善委員会ホームページ
ＵＲＬ　www.brainhealth.jp/suimin/index.php

自分は大丈夫タイプ

睡眠環境の上で、実は多くの問題を抱えており、本格的な不眠症に最も近い位置にある、隠れ不眠タイプです。眠らなくても当たり前、自分は寝なくても大丈夫、寝る間を惜しんでも頑張らないと・・などの気持ちがあり、無意識のうちに睡眠を犠牲にしているタイプ。

こうした生活が続くことで、本格的な不眠症におちいってしまい、精神や身体の健康に明らかな影響が出てしまいます。

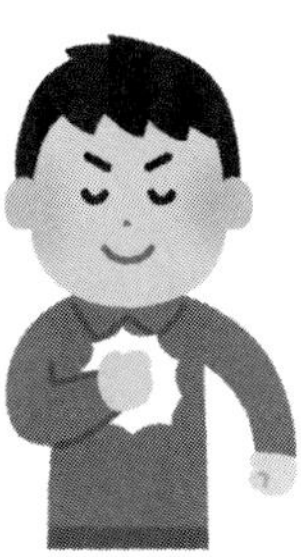

出典：睡眠改善委員会ホームページ
ＵＲＬ　www.brainhealth.jp/suimin/index.php

高ストレスタイプ

不十分な睡眠（量と質）によって、様々なストレスが顕在化している恐れのある、隠れ不眠タイプです。

イライラ、無気力、無感動など、一見、睡眠とは関係なさそうなメンタル上の問題が、実は不十分な睡眠によって脳が疲れている事が原因の一つかもしれません。

この状態が続くと自律神経が乱れ、日々の生活に様々な不満を抱いたまま過ごすことになりかねません。

自律神経が整うということは、精神的に余裕ができるという意味なのです。

それこそが「ストレス対処能力」を著しく向上させる唯一の方法

である。

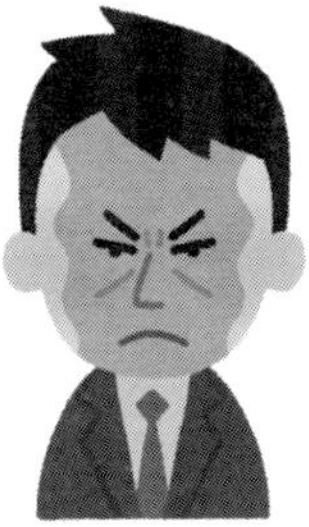

出典：睡眠改善委員会ホームページ
ＵＲＬ　www.brainhealth.jp/suimin/index.php

眠りが浅いタイプ

眠っていても、眠りが浅いために、良質な睡眠となっていない、隠れ不眠タイプです。

睡眠を軽視しているわけでもなく、生活リズムが乱れているわけでもないが、なかなかぐっすりと眠れないと感じているタイプです。高齢者の方に多いタイプですが、若い方に現れることもわかっています。

ちなみに、高齢者が早朝覚醒するという既成概念は間違いであり、自分が高齢（年）だからと諦める必要はありません。お年を召されると将来に対する不安、子供の不安、健康不安など心配なことが増えるはずです。

睡眠の量だけでなく、質の部分の改善も意識する必要があります。

出典：睡眠改善委員会ホームページ
ＵＲＬ　www.brainhealth.jp/suimin/index.php

初期隠れ不眠タイプ

現時点では、まだ軽症な隠れ不眠がみられるに留まります。

しかし、睡眠について何らかの悩みを抱えており、今後明らかな隠れ不眠におちいる心配があります。

今の時点で、御自身の睡眠環境について、今一度見直しを図ることが望まれます。

あなたは5つのタイプのどれにあてはまりますか?

もし分からない方は、睡眠改善委員会ホームページにある、『隠れ不眠チェックシート』で、タイプを判定してみましょう。大丈夫だと思っていても、あなたも隠れ不眠症かもしれません。

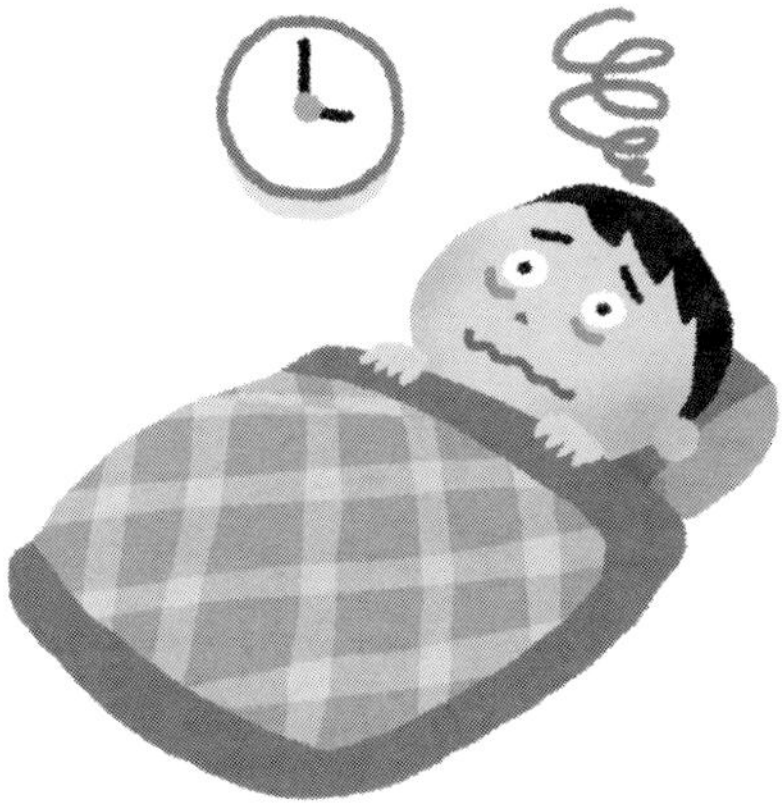

出典：睡眠改善委員会ホームページ
ＵＲＬ　www.brainhealth.jp/suimin/index.php

「かくれ不眠」チェックシート

あなたの「かくれ不眠」タイプを判定

あなたの性別　男　女

あなたの年齢　選択してください ▼

お住まいの地域　都道府県 ▼

あてはまる項目をクリックしてチェックをつけてください。

- よく昼間に居眠りしてしまうことがある
- 起きた時に「よく寝た」と思えない
- 仕事が忙しいと、寝ないで夜遅くまで頑張ってしまう
- 寝る時間は決まっておらず、毎日ばらばらである
- 集中力が途切れがちで、イライラすることが多い
- 寝つきが悪いことが多い
- 最近、面白そうなことがあってもあまりやる気が出ない
- 眠れないのは異常ではない
- 自分は寝なくても大丈夫なほうだ
- 平日にあまり寝られないため、休日に「寝だめ」をする
- 思ったよりも早く起きてしまうことがある
- 夜中に何度か起きてしまうことがある

出典：睡眠改善委員会ホームページ
ＵＲＬ　www.brainhealth.jp/suimin/index.php

ストレス性睡眠障害って何？

不眠の原因となったストレスがはっきりしている睡眠障害です。環境の変化や日常生活中のイライラや不安、葛藤などは自律神経を興奮させ、不眠の原因になります。

多くのストレスは一過性のもので新たな環境に慣れたり、イライラや不安のもとにある問題が解決されれば、ストレスは消失し眠れるようになります。しかし、一過性の不眠に誤った対応をとると、慢性の不眠症に陥る可能性があります。

アルコールに頼ろうとすれば、帰ってＱＯＳを低下させ、途中で目覚めてしまったり逆効果になります。

アルコールで眠気を感じるのは三時間のみです。つまり、その後の睡眠の質は劣悪になるので、就寝前の飲酒は厳禁です。

また、眠れないから深夜に起きてしまいスマホ等を操作してしまうと交感神経が高ぶり、生活リズムが乱れてしまうので逆効果です。

眠れない時は、覚醒していても良いので、身体を横にボーっと副交感神経を優位にする必要があります。

不眠の原因となっているストレスは何か？

家庭や仕事の人間関係などの原因を考えてください。

思い当たることがあれば、親しい友人などに、話を聞いてもらうか、厚生労働省に指定されている精神保健指定医の資格を有する医師に相談してみましょう。

自力で解決しようとせず、専門的な治療をすることが改善の近道です。私達は症状に合った適切な検査をし、患者さんの気持ちを組んで対応します。その為に、精神保健指定医がいるのです。

一過性のストレス睡眠障害であっても、治療方法を間違えれば慢性化します。そうならない為にも専門医に相談し、正しく専門的な治療を行っていきましょう。

理想的な睡眠時間は何時間？

理想的な睡眠時間を知ってますか？

偶数が良い、奇数が良いなど、様々な都市伝説的な話があると思います。

疫学にてはっきりと証明されていることですが、七時間～八時間の睡眠が、一番死亡率が低いというデータがあります。そうです、だらだらと寝ていれば良いというわけではないのです。

次のページにあるグラフを見てください。

十時間以上睡眠をとる人は、四時間～五時間の方よりも死亡率が高いです。また、四時間以下の死亡率は七時間～八時間の二．五倍になります。寝なさすぎも寝過ぎもダメです。七時間～八時間の睡眠時間をしっかりと確保することが重要なのです。

睡眠時間が長すぎる人も死亡率が高い！？

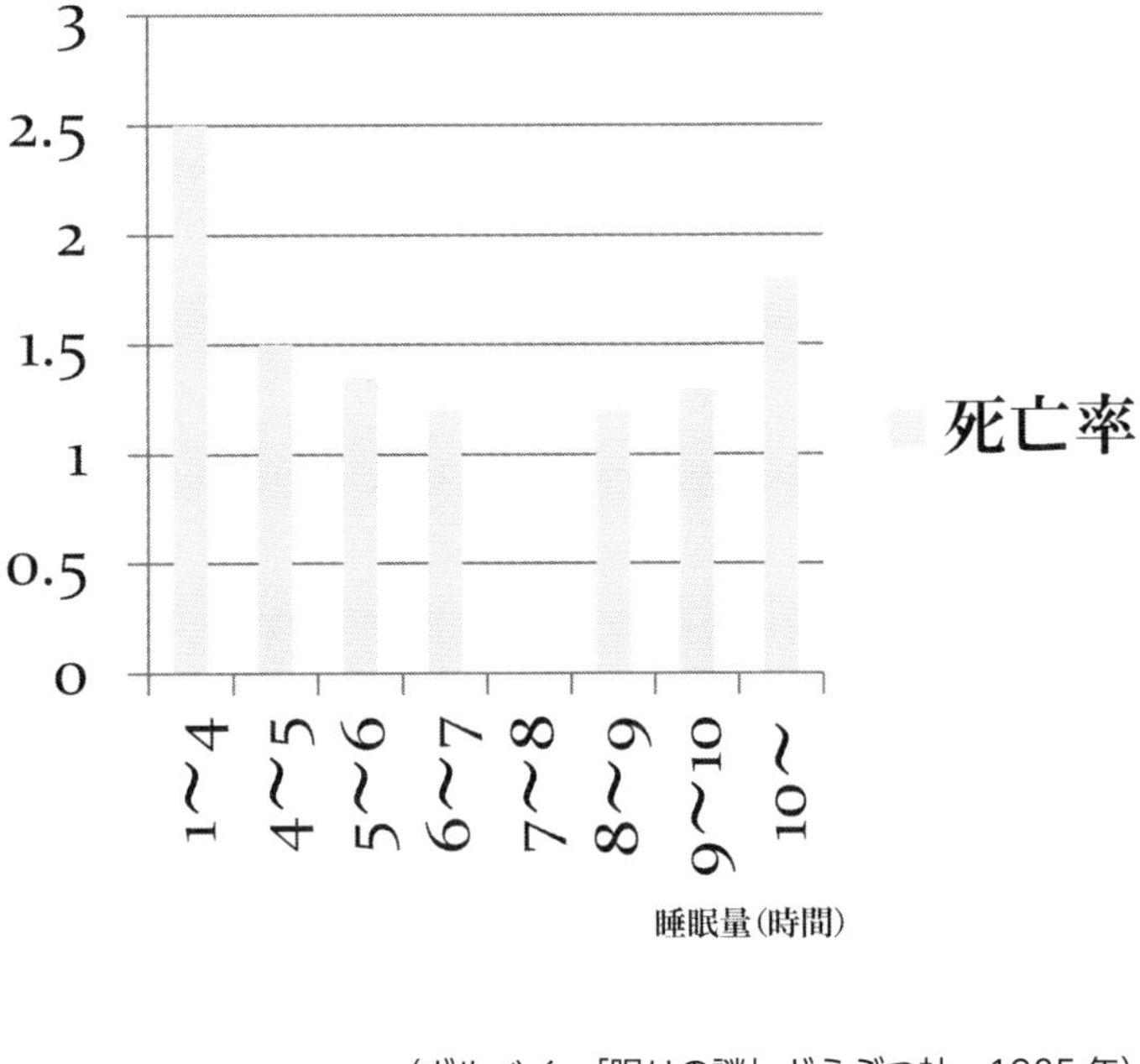

(ボルベイ、「眠りの謎」どうぶつ社、1985 年)

第三章

自律神経
て何？

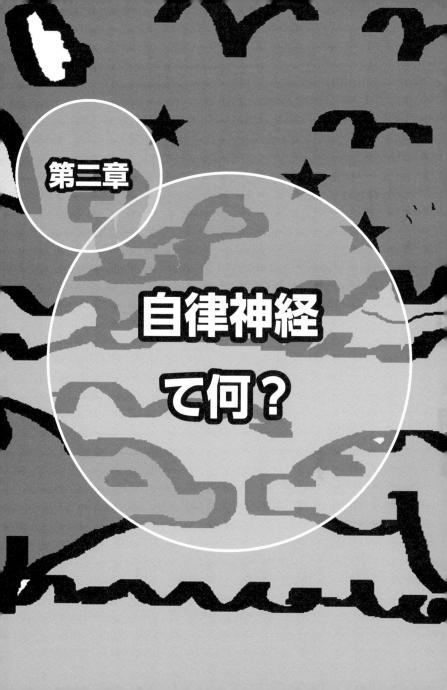

ストレス・生活のリズムの乱れが原因

毎日、めまぐるしいスピードで変化している現代では、誰もが多少なりともストレスを感じています。

上司の顔色をうかがう日々、恋人からの連絡が来ない等々、ストレスのもとになる要素があふれています。

ストレスのもとは心や身体に悪影響を及ぼし、不眠、不安、イライラ感など様々なゆがみを生じさせます。

ストレスの要因は外的要因と内的要因があります。

これは、私の印象ですが育児ノイローゼにならなかったという出産経験者には出会った事がありません。その理由は、授乳や夜泣きなどの子育ての過程において自律神経が確実に乱れるからです。

身体は多少の無理は調整してくれますが、慢性的な寝不足や、昼夜逆転、朝食抜きなどの不規則な生活は自律神経のバランスを崩すのです。

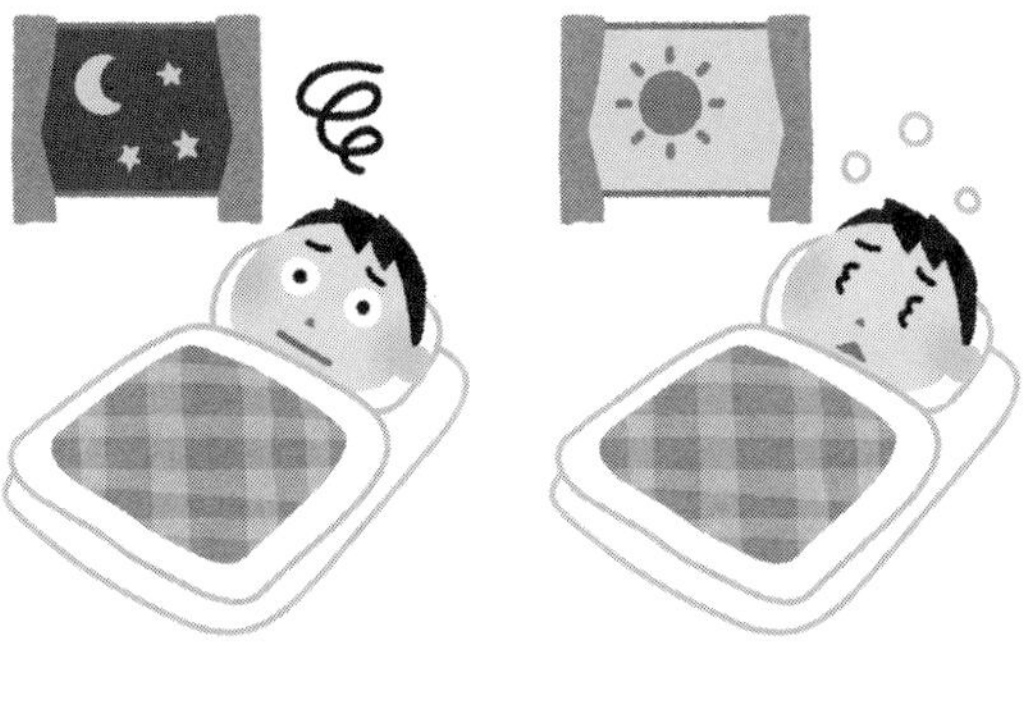

自律神経が乱れる原因

ストレス

人間関係や環境の変化などの外的要因、性格や体質などの内的要因によるストレス

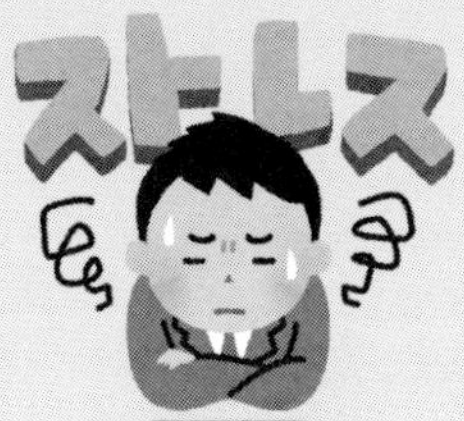

生活リズムの乱れ

慢性的な寝不足、昼夜の逆転、習慣的な飲酒・喫煙、バラバラな食事時間などの不規則な生活

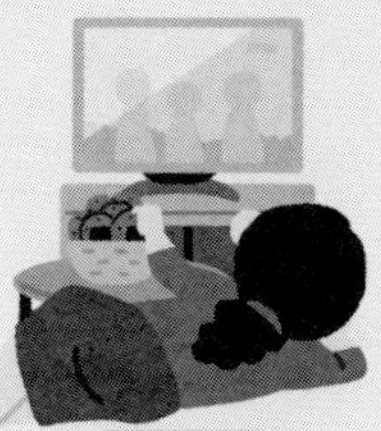

自律神経が乱れる！！

自律神経失調症の症状

自律神経失調症の症状は人それぞれです。

頭部から肩、心臓、呼吸器、血管系、皮膚、胃腸、足の先まで、全身いたるところに現れます。これは、自律神経が身体の全ての臓器に影響を与えているためです。

具体的な自律神経症状としては、頭痛、めまい、動悸、息切れ、立ちくらみ、手足のしびれ、下痢、便秘など消化器症状など、様々です。

これらの身体症状だけでなく、疲れやすい、眠れないなどの慢性的な全身症状も伴います。

自律神経失調症の影響は身体的な不調だけでなく、精神面にも強く現れることもあります。イライラ、抑うつ感、不安感の増加、焦燥感、興味の喪失、集中力の低下、意欲低下などがあります。

まるで、うつ病と似たような症状が現れるのです。

しかし、それはうつ病ではなくうつ状態と呼ばれる自律神経症状の一つです。

「何となく憂うつ感が晴れない」「今まで楽しかった趣味が楽しく感じない」「友人といても孤独を感じる」など、落ち込みが続きます。

こういった精神面の不調から、不眠症へと繋がっていくのです。

全身に様々な症状が現れる

①身体症状

②精神症状

③全身の症状があり、症状の現れ方は様々

定番の症状はなく、個人差が大きい！

一つの症状が慢性的に続く

複数の症状が重なって現れる

症状が現れたり消えたりする。

自律神経失調症になりやすい人は？

自律神経失調症は不規則な生活やストレス等が複雑に絡み合って発症します。

しかし、同じような環境で同じようなストレスを抱えても自律神経失調症になる人とならない人がいます。

これは、何故なのでしょうか？

答えは簡単です。

誰一人として、ＤＮＡが同じ人間はいないからです。血を分けた兄弟であっても違うのです。育ってきた環境や、性格、ものの考え方などが発症に影響しているのです。

発症しやすい人としにくい人

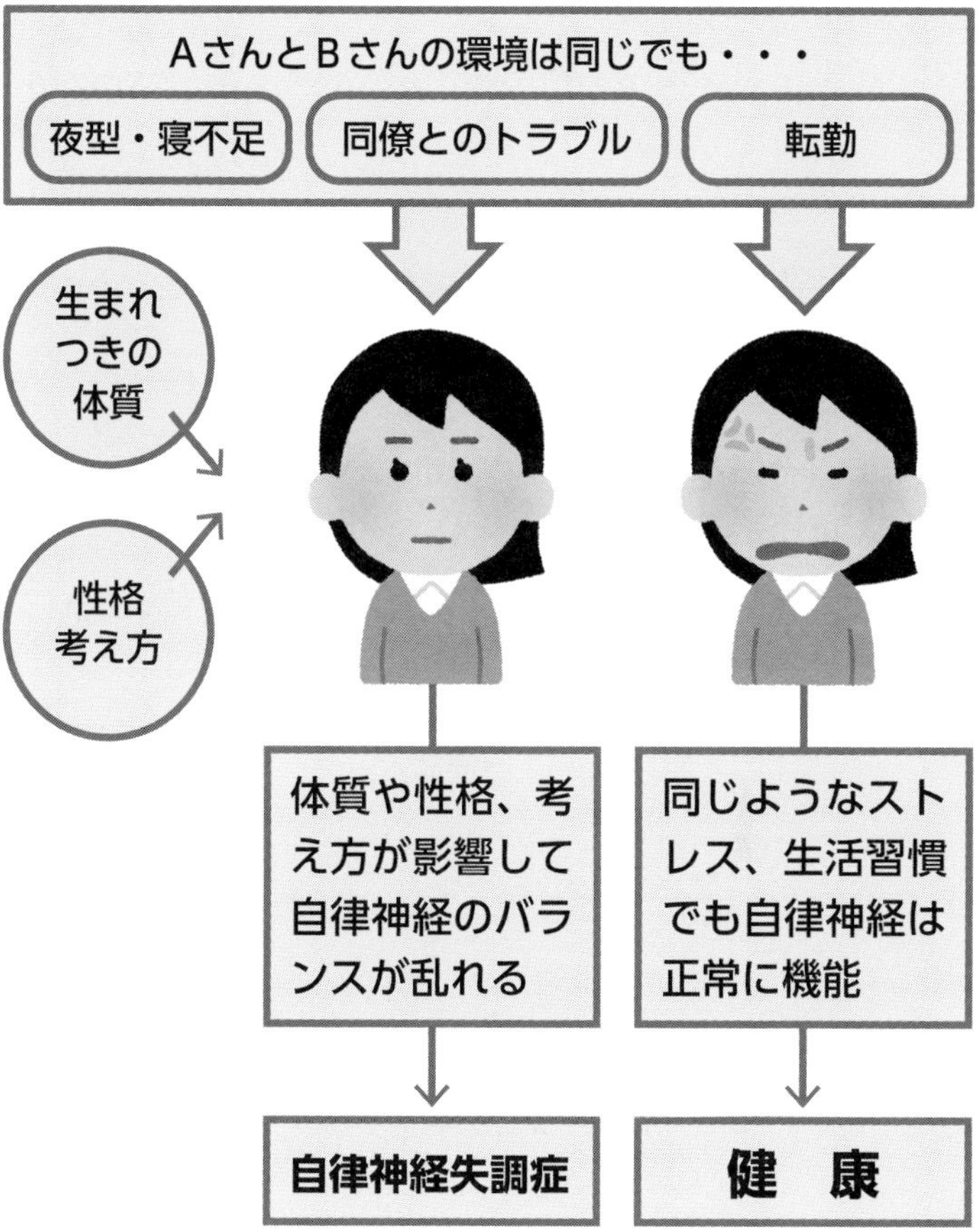

性格・ものの考え方

クヨクヨと
考えがち

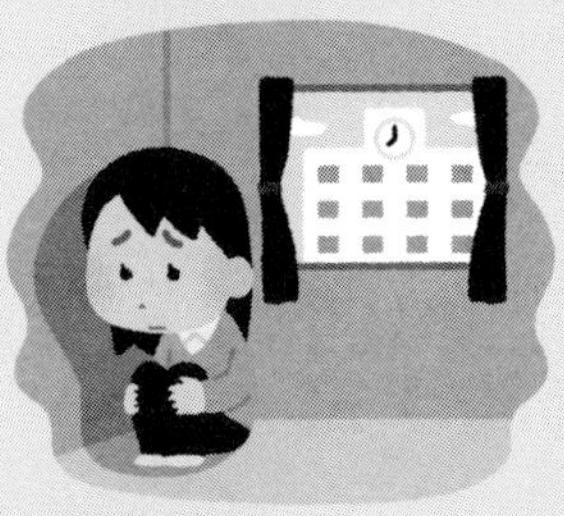

権威に弱い

人に依存しがち

些細なことが
気になる

気持ちの
切り替え方
が下手

周囲の目や
他人の評価
が気になる

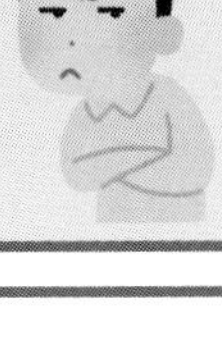

体　　質

- やせ型

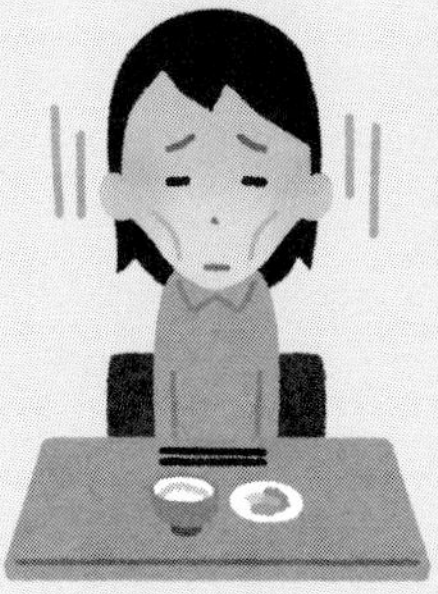

- 虚弱体質

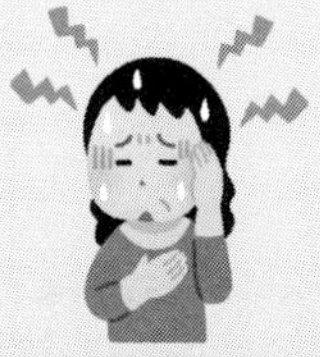

- アレルギー体質
- 下痢・便秘になりやすい

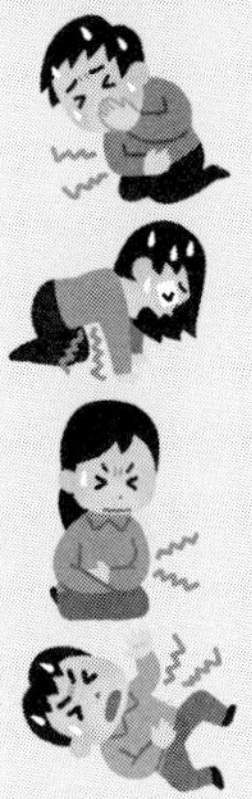

- 月経異常
- 乳児期によく夜泣きした
- 低血圧

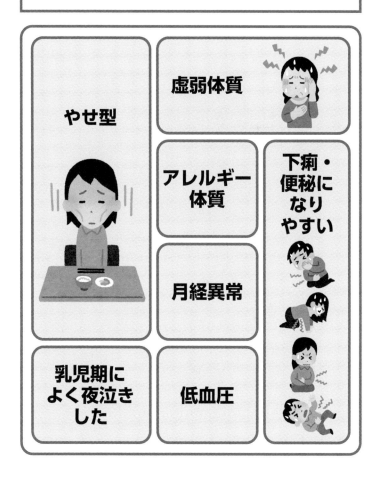

自律神経失調症になりやすい人の特徴として、「クヨクヨ考えすぎる」「人の目や評価が気になる」「気持ちの切り替え方が下手」などがあげられます。

性格や考え方は本人が自分で思っているものと、その奥にひそむ本質的なものが多々あるのでやっかいです。

ストレスを受けているという自覚がないまま、気付かないところで無理をしてストレスを溜め込んでいるケースもあります。

自分がストレスを感じているということは何か？という自己分析を常に習慣付けることが重要です。

自律神経の役割

自律神経という言葉は、耳にしたことがあるかと思います。しかし、どういうものか理解している人は少ないのではないでしょうか？自律神経は、人間が生きていく上で無意識に行っている身体活動の全てを司る神経です。

という説明を聞いても、イメージできない人も多いかと思いますので分かりやすく説明します。

腕を動かしたり、脚を動かしたり自分が意識して行っていることは、運動神経の働きです。

それでは、呼吸は意識してしてしてますか？

血液の流れは意識して流してますか？

胃が食物を消化したり、腸が栄養を吸収したりはどうでしょうか？
全て無意識に行っている活動だと思います。
これを司るのが自律神経なのです。

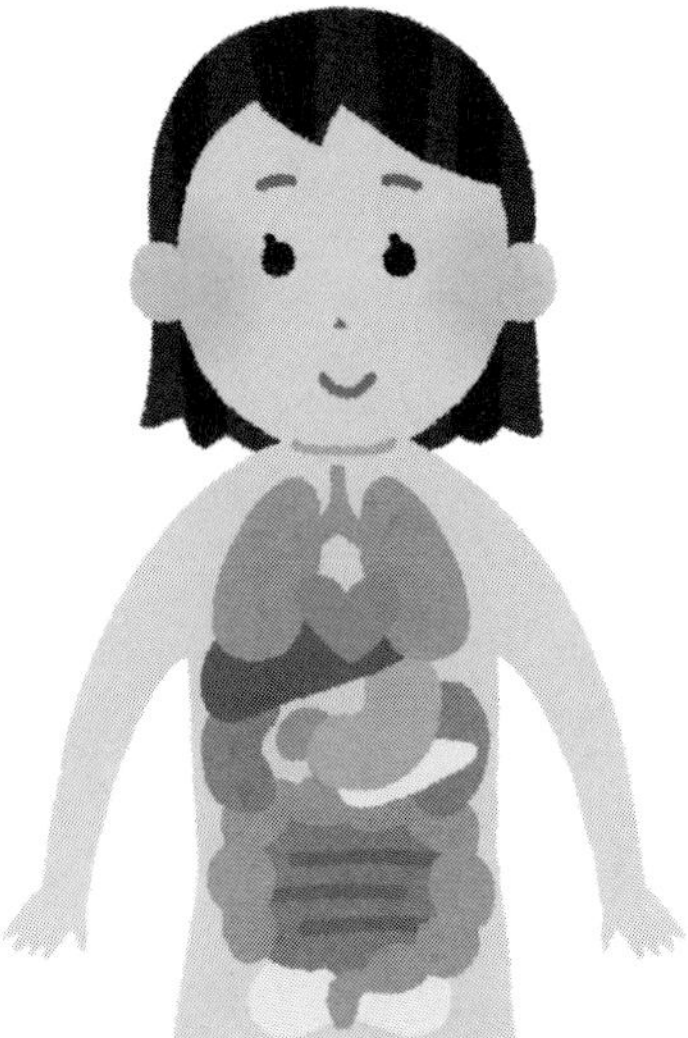

頑張る神経（交感神経）とリラックスする神経（副交感神経）

自律神経には「交感神経」と「副交感神経」の二つで構成されています。

簡単に言うと頑張っているときに働くのが交感神経、リラックスしているときに働くのが副交感神経です。

このメカニズムを血管でたとえてみます。

何かしらの緊張や興奮する状況になった際は、副交感神経に対して、交感神経が優位になり、心拍数や血圧が上がります。

興奮状態が長く続くと、身体には負担がかかってしまいますが、副交感神経が優位になり、心拍数や血圧が下がってリラックスした状況になります。

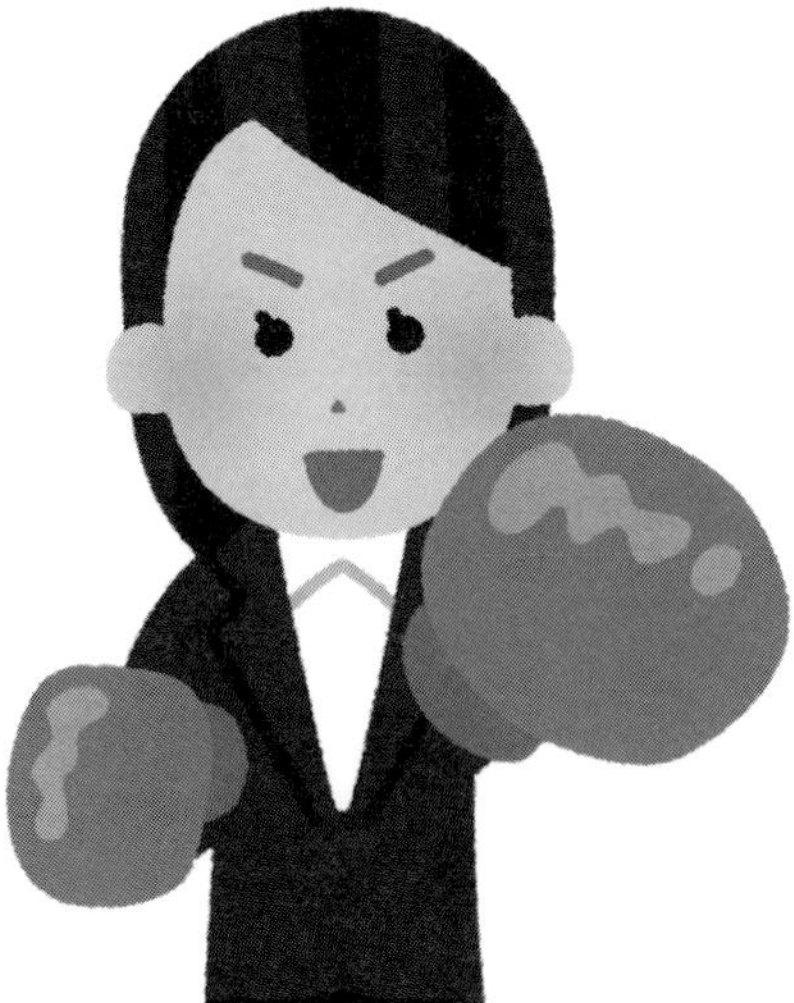

自律神経と心の関わり

自律神経は心の動きに反応します。

交感神経は驚きや恐怖など、不愉快な感情に反応して身体を興奮させます。

通常は不愉快な感情がなくなると副交感神経が働いて安定した状態に戻ります。

ところが、長期的にストレスを受け続けると、交感神経はずっと興奮したままの状態になり、副交感神経との切り替えが、うまくいかなくなるのです。

そのために、自律神経のバランスが乱れて、身体に不調をきたします。

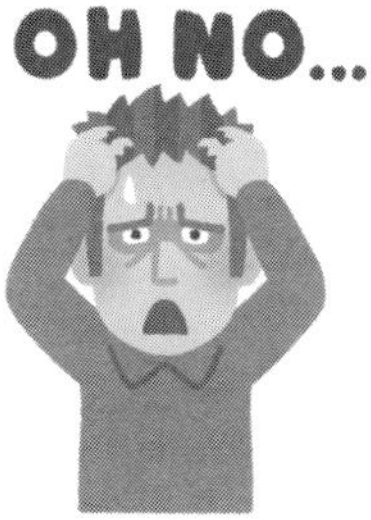

ストレスの原因を探ろう

日本でも企業のストレスチェックが二〇一五年十二月から義務化されるなど話題を呼んでいます。

では、ストレスの原因って何があるのでしょうか?

ストレスの原因には身体的ストレスと精神的ストレスの二つに分かれます。

身体的ストレスとは、身体がストレスを感じることです。

例えば、満員電車や渋滞等の、長距離・長時間の移動や夜更かし、暑さ・寒さによる気温の変化、インフルエンザや風邪などの病気の状態をいいます。

精神的ストレスとは、心がストレスに感じることです。怒り、憎しみ、悲しみ、プレッシャーなどの感情を伴った心の状態です。

結婚や離婚、育児などの家族関連のストレスもあれば、左遷や転勤などの会社関連のストレス。

浮気や失恋、告白や嫉妬、三角関係などの恋愛関連のストレスも精神的ストレスです。

身体的なストレスのおもなストレス源

社会生活のストレス源

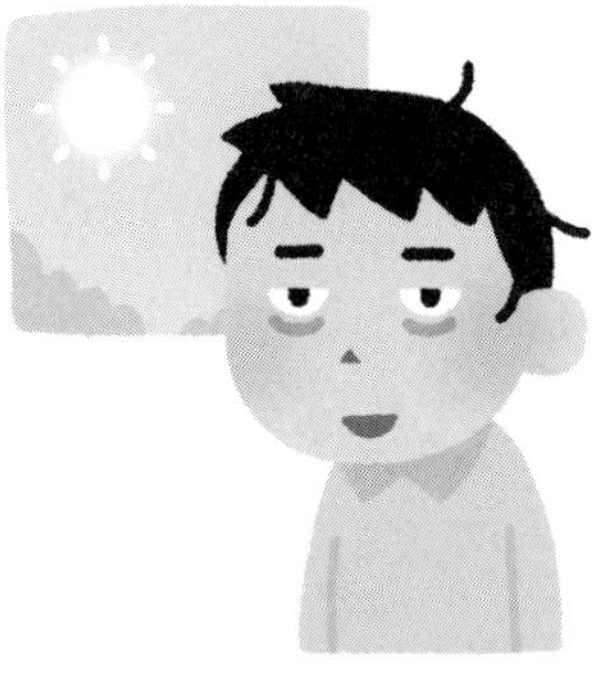

睡眠不足、睡眠過剰、夜更かし、過食、偏食、過剰な運動や運動不足、喫煙など

日常生活のストレス源

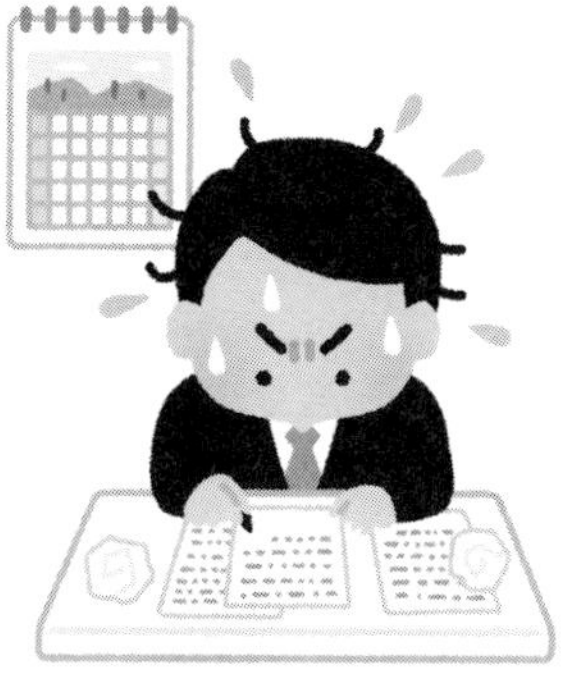

長距離通勤、渋滞、満員電車、多忙、疲労、長時間勤務、接待、休日出勤など

身体的なストレスのおもなストレス源

自然環境のストレス源

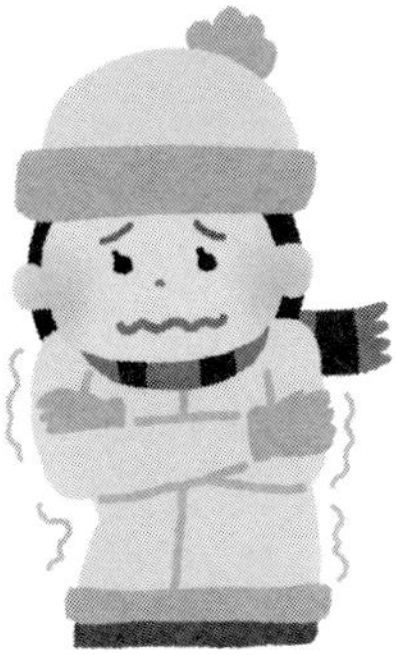

暑さ・寒さなどの気温の変化、低・高気圧、空気汚染、公害、花粉、ほこり、騒音など

生物学的なストレス源

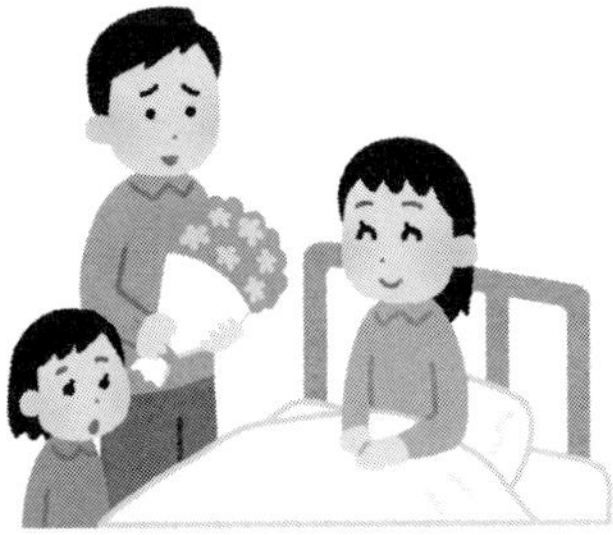

病気、事故、怪我、手術妊娠、出産、生理痛、細菌、ウイルス感染、持病など

精神的ストレスのおもなストレス源①

会社関連のストレス源

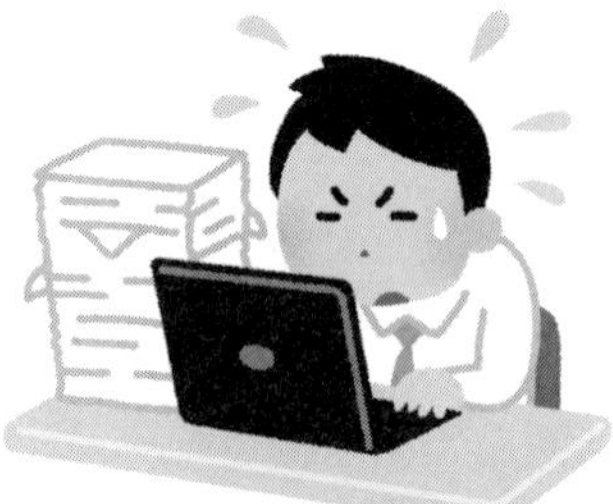

左遷、転勤、社内異動、仕事の失敗、ノルマの達成、失業、転職、責任、多忙、単身赴任、退職など

学校関連のストレス源

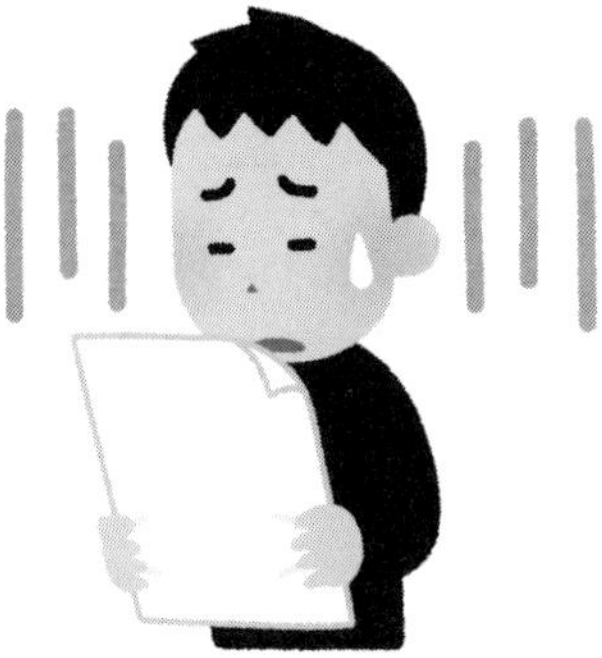

成績不振、いじめ、クラス替え、転校、入学、卒業、受験、退学、修学旅行、ＰＴＡなどの役員会など

精神的ストレスのおもなストレス源①

人間関係のストレス源

上司、同僚、部下、友人、恋人、親子、嫁姑、夫婦、親戚、隣人とのつきあい、トラブルなど

家庭関連のストレス源

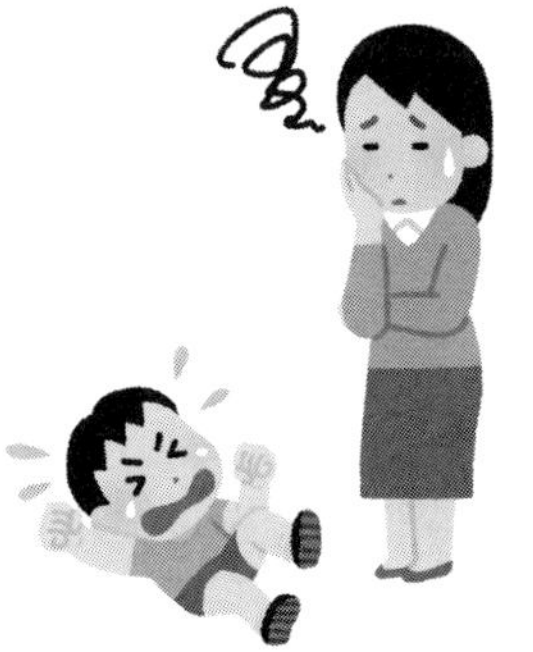

結婚、離婚、別居、同居、引っ越し、出産、子供の反抗期、子供の独立、死別、家計のやりくりなど

精神的ストレスのおもなストレス源②

恋愛関連のストレス源

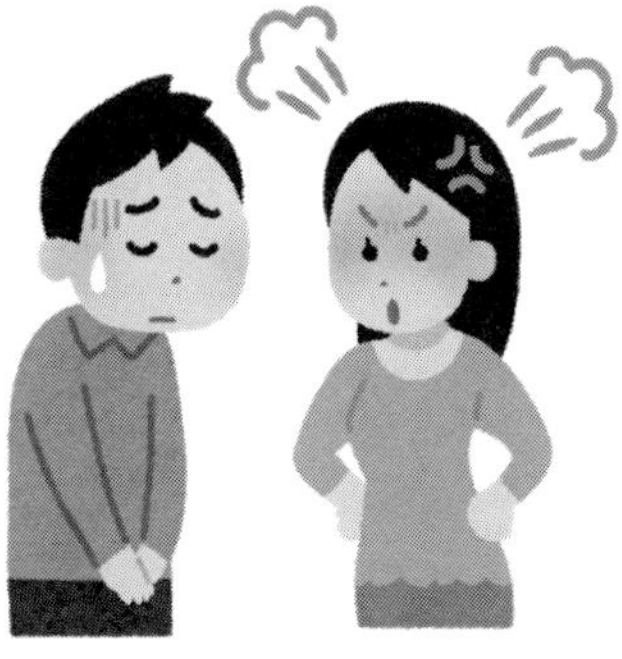

浮気、心変わり、ストーカー、不倫、失恋、告白、嫉妬、けんか、三角関係など

その他のストレス源

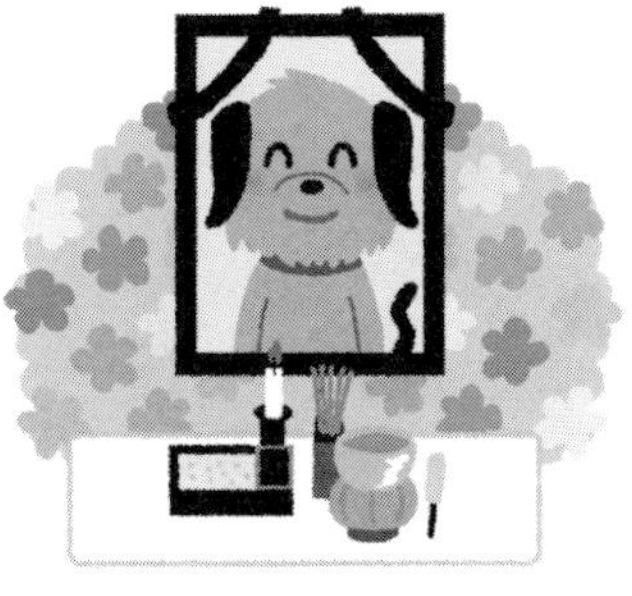

親しい友人の死、ペットの死、社会的事件、自然災害、生きがいの喪失など

精神的ストレスのおもなストレス源②

心理的なストレス源

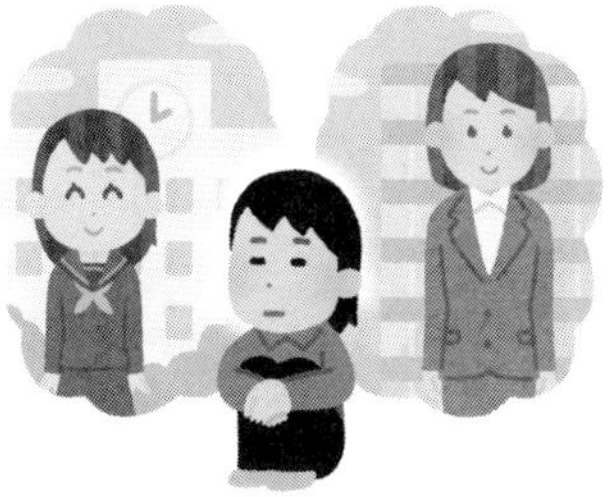

将来への不安、現状への不満、家族や社会への怒り、恐怖、挫折、失敗、失望、裏切りなど

健康関連のストレス源

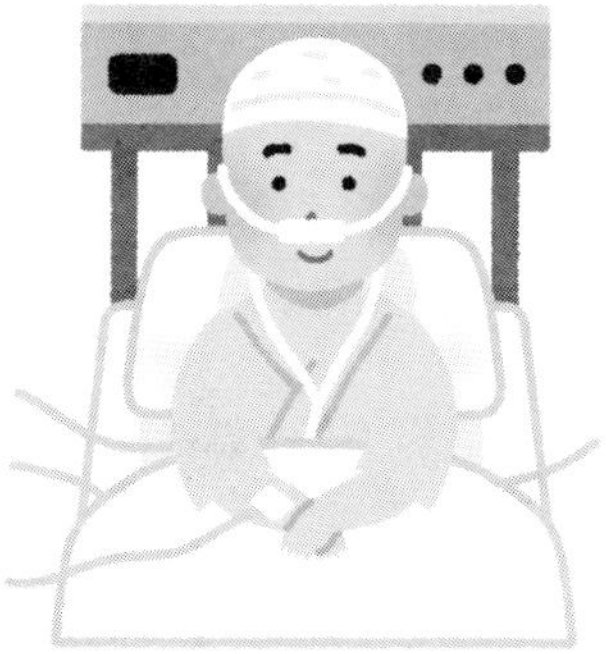

慢性的な持病、怪我、事故・病気による健康喪失、心身の障害、家族の病気、妊娠・出産など

不規則な生活はストレスのもと！

規則正しい生活が大事だということは、誰もが分かっていると思います。しかし、どのくらい大事なのか本当に理解してますか？

不規則な生活習慣が自律神経を暴走させ、自律神経失調症の引き金となります。身体の不調や不眠を引き起こし、とても、つらい経験をすることになるのです。

人間の身体は多少は無理がきくようになっています。

人間の生体リズムを無視した生活スタイルは、心理的なストレスの有無に関わらずに自律神経を乱し、恐ろしい事態を引き起こすきっかけになることを忘れないでください。

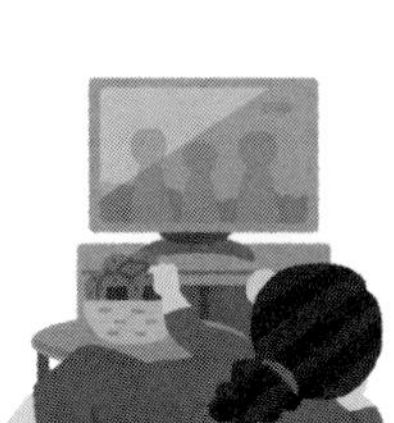

不規則な生活は自律神経失調症の原因に

夜型の生活	連日の夜遊び暴飲暴食	徹夜、深夜までの仕事

不規則な生活習慣

↓

副交感神経は人間が休息する夜に働き、交感神経は日中に活発に働いています。夜遅くまで遊んでいたり、残業していると脳が活動中と自律神経に伝えます。それが長期化することで、自律神経は脳からの情報をコントロールしきれずに、やがて暴走を始めます。

自律神経が暴走し、弱い部分に身体症状が現れる！

第三章

自律神経を整えよう

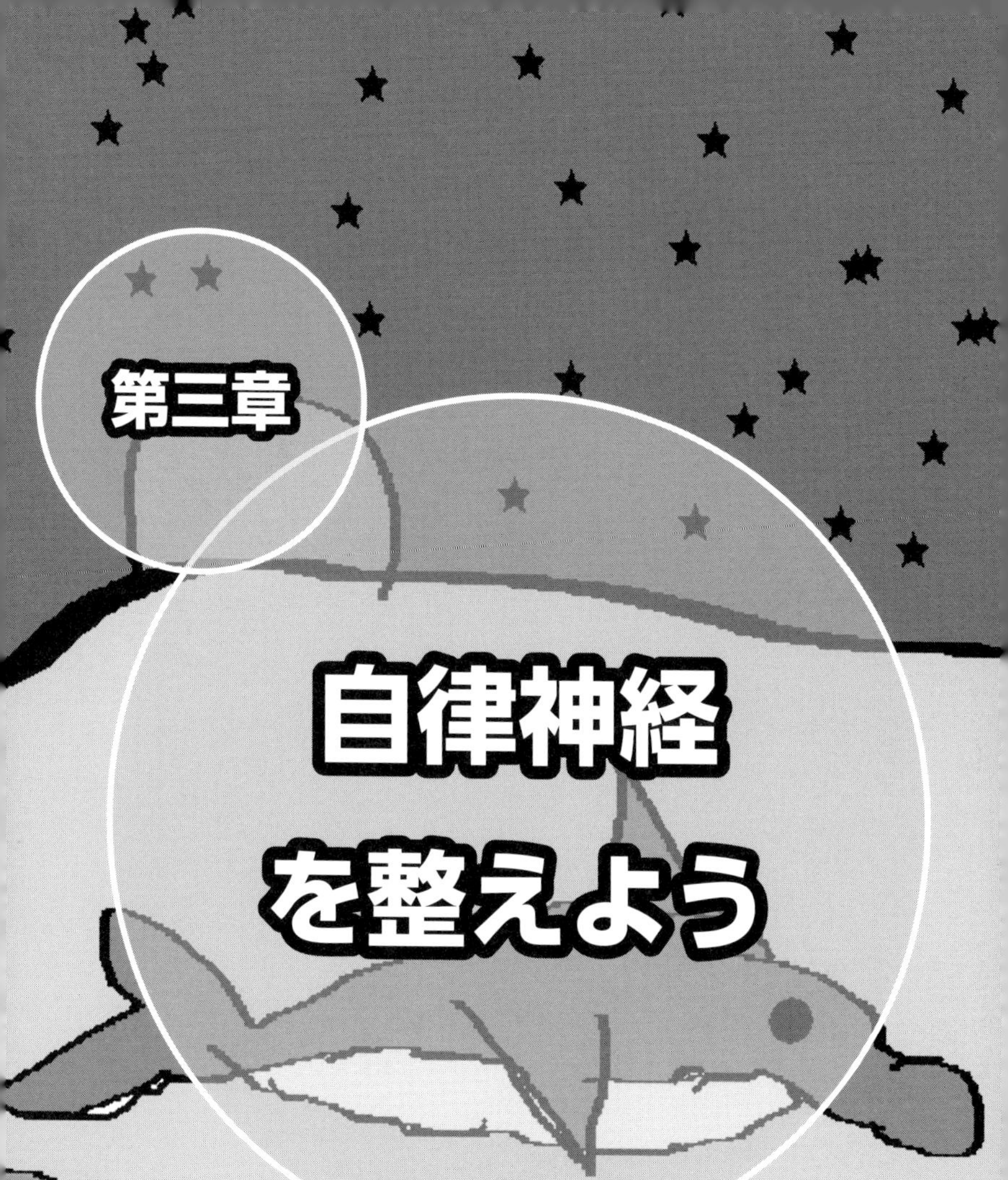

交感神経と副交感神経を上手に使い分けよう！

第三章では具体的にどのようにして、自律神経を整えれば良いのか、コツや考え方などをお伝えします。

まずは、神経の働きによって具体的にどういう変化が現れるのでしょうか？

先に述べたように、交感神経は頑張る神経、副交感神経はリラックスする神経の役割をもっています。交感神経が優位になると、血管が収縮し、心拍数や血圧が上がって気持ちが高ぶり、思考もアグレッシブになります。昔、狩りに使っていた神経のことです。

逆に副交感神経が優位になると、血管は拡張し、心拍数や血圧は下がって、気持ちがゆったりとした冷静な思考となり、リラックスした状態になります。

もっとも体にとって健康な状態はそれぞれの神経がお互いに同じ強さで踏み込まれて、バランスがとれていることです。

日中はアクセルである交感神経が優位、夜間は副交感神経が優位な状態が理想です。

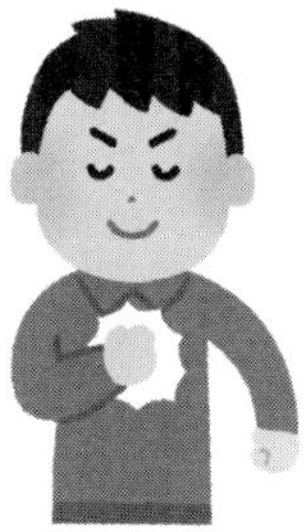

頑張り過ぎたらゆっくりを心がけよう

頑張る神経である交感神経が、頑張り過ぎたらどうなるのか？

気持ちが高ぶり、アグレッシブな状態が続くと、仕事中や家事のストレス、人間関係の悩みなどの日常ストレスに対して、イライラしたり、興奮したりして神経質になってきます。

また、熱くなり過ぎるあまり、仕事や家事、勉強なども冷静な対処が出来なくなります。

一生懸命に取り組んでいても、非効率で結果が出ないという状況になり、心身ともに疲れてしまいます。

こういう状態が続くことで自律神経が乱れ、血流が悪くなり、心拍数が上がって過呼吸状態になる可能性があります。

また、免疫力が低下したりホルモン異常をきたしたり、病気にかかりやすくなってしまいます。

そもそも、交感神経は外敵に対して攻撃するために、体の機能を緊張状態にする、働きをしているのです。

様々なストレスにさらされる現代社会においては、交感神経の働きが過剰になる傾向にあります。

そのために、先に挙げた状態に陥りやすいと言われています。

この状態に陥っている人は、「ゆっくり動く」ことを意識してください。

歩くペースや会話の速度、食事の時間などを、とにかくゆっくり動くことを意識すると交感神経の働きが和らぎ、副交感神経が優位になってきます。

だらけ過ぎない！適度な運動を！

今度はリラックス神経の副交感神経が強くなり過ぎた場合に、どうなるのか説明します。

リラックス神経を使い過ぎると、のろのろして、何事に対しても無気力になり、後ろ向きな状態になっていきます。

注意力が散漫で、些細なミスが多くなり、何事に対してもうまくいかなくなります。

失敗することで、更に後ろ向きな気持ちになり、何もやる気が起きなくなるという事態に陥るのです。

眠気にも襲われることが多くなります。

当然、副交感神経が優位になり、血管が拡張する事により、低血圧で体がふらふらすることもあります。

血液検査にてアレルギーが否定された方でも、副交感神経が優位になり、血管拡張し、蕁麻疹などのアレルギー様症状を引き起こす事があります。

これは、アトピーと診断されている方にも多く、実は自律神経症状の一つなのです。

私が臨床の現場で多く経験した患者さんの中にも三十年以上アトピーと診断されて治療を受けていた方も、自律神経を整えることにより、完治した症例が多数あります。

また、今までストレスに感じなかったことが、簡単な思考や身体を動かすのが面倒になり、ストレスに感じるようになってしまい、うつ病の原因にもなるのです。

自律神経の役割

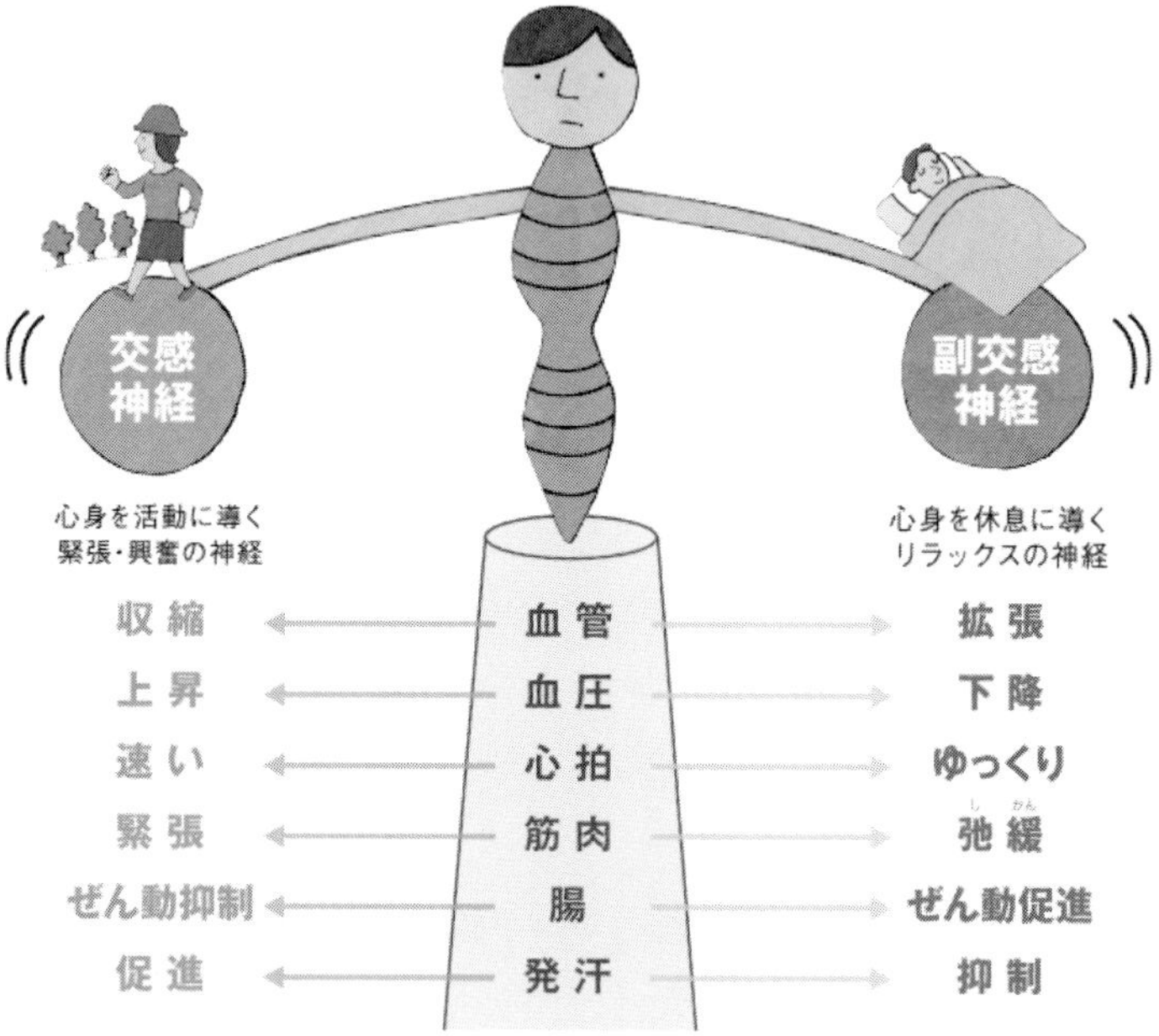

引用元：SUNTORY　HP
http://health.suntory.co.jp/professor/vol15/

こんな時はどうすれば良いのでしょうか？

身体を休めたり、リラックスさせるようなことは逆効果になりますので絶対にしてはいけません。

もうおわかりですね？

ベストな改善方法は四十分間連続の有酸素運動を行うことです。

激しいランニングやスポーツをやりなさいと言っているわけではありません。

エレベーターやエスカレーターを使わずに階段で上り下りをする。

近所のコンビニに行くときに車ではなく歩いてみる。

歩くスピードを上げてみる。

年齢により異なる目安ですが、心拍数百二十～百三十の四十分間連続の有酸素運動が理想的です。

このように普段の生活の中に、身体を動かすことを習慣化することで、昼間に交感神経が優位になり、改善されてくるのです。

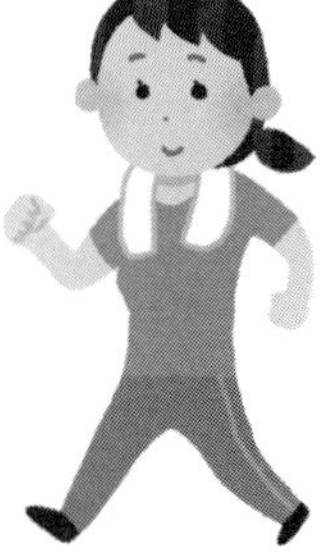

自律神経はバランスが大事

自律神経を機能させるにはバランスが大事だという話をしてきました。しかし、バランス良く機能させるにはコツがあるのです。

それは、時間帯です。自律神経をバランス良く使いこなすには時間帯で使いこなすのが大事なのです。

どういう意味か説明しましょう。

自律神経のバランスがとれていたとしても、そもそもどちらも機能していないと意味がありません。

生活リズムが乱れたり、ストレスの多い生活や寝不足の生活を長期的に続けていると、両方の神経の機能が低下してしまうことがあります。

頑張る神経もリラックスする神経も働かないことには、どんなに頑張っても体を動かす力を出すことが出来ず、疲労だけが溜まっていきます。すぐに疲れて、やる気や気力もなくなってしまいます。

自律神経のバランスを乱すことが非常に恐ろしい状態であるということがお分かり頂けたと思います。

大事なのは、一日の中で「交感神経」と「副交感神経」をバランスよく使い分けることです。

朝起きて、一日の始まりのときには交感神経を優位に動かし、昼食の時間にはリラックス神経の副交感神経をやや優位に動かし、夕方にかけての活動的になる時間には、交感神経を優位に動かし、夕食をとり、就寝までは高ぶった交感神経を緩ませて副交感神経を優位にさせて、
ゆっくりリラックス、湯船につかる、ストレッチをするなどの癒

しの時間を作る。

このような、一日を過ごすことができれば、自律神経のオンとオフがしっかり出来るようになります。

どちらも機能しない、慢性機能不全をおこさないことができるのです。

つまり、自律神経が整っていれば今までと同じ強いストレスにさらされていても、効率よく対処する事ができるのです。

頻繁に「先生のストレス対処方法は何ですか?」と質問されますが、答えはこの一言です。

自律神経を整える事です。重複しますが、一日七時間～八時間の質の良い睡眠をとることで自然と副交感神経が優位になり自律神経を整えます。

ストレスをどう解消するか？

ストレスは誰にでもあります。

もちろん、私にもあります。

しかし、クヨクヨする必要はありません。

ここからは、ストレスの解消法を教えます。

ストレスを抱え込む人の共通点としては、物事を否定的に捉える傾向にあります。

ストレスを解消するには、物事を前向きに捉えることがポイントになってきます。

例えば「上司が私のことを嫌っているから・・」と後ろ向きな思考でなく、「私に成長してほしいと期待してくれているから・・」と前向きに考えることを指します。

自律神経が乱れている方は、心に余裕がなく、なかなか前向きに物事を捉えられない人が多いです。

問題が起きた際には、すぐに結論を出さずに立ち止まって、別の答えを探す訓練が大切です。

ストレスに関しては、「ストレスを発散する」「ストレスを避ける」という姿勢が大事です。

趣味がある人は趣味に打ち込むのも良いですし、無い人は交感神経を優位にする事が出来る趣味を本気で見つけましょう！

それでも趣味が見つけられない人は、入浴が一番効果的なストレス解消法です。

体が温まることで血流が活発になり、新陳代謝が促進されて、疲労物質が取り除かれます。

副交感神経も優位になって、リラックスする事ができるのです。

就寝前の入浴は三十八度～四十度位のぬるめの湯にゆっくりとつかることがポイントです。

ぬるめの湯は副交感神経を活発にし、リラックスできる効果があるのです。

また、朝の目覚めが悪い時には、四十度～四十二度の熱めの湯につかることで、交感神経の働きが活発になり、やる気や活力がわいてきます。

ストレスを上手に解消する

ポジティブを心掛ける

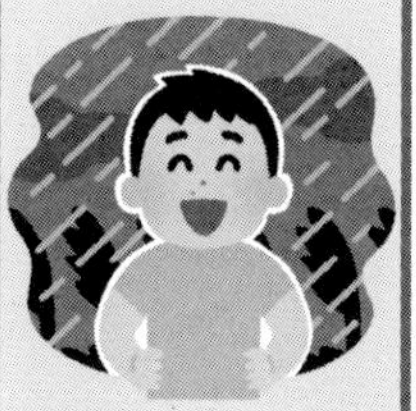

POINT

●きっとやれるさ！と自己暗示する
●問題に直面した時は立ち止まり、ゆっくりと考えをまとめる
●辛いことも時間が解決してくれる事を忘れない
●ミスを引きずらない
●叱られても、落ち込まずに、次のチャンスに活かす

趣味を楽しむ

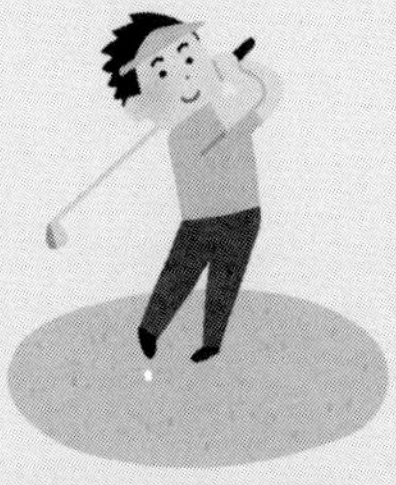

POINT

これから何か始めようとしてる人には、次の三つがお勧めです。
●美術などの一人の空間や時間を楽しめるもの
●スポーツなど充実感があるもの
●音楽や映画鑑賞など、嗜好にあって長続きするもの

効果的な入浴でリラックス

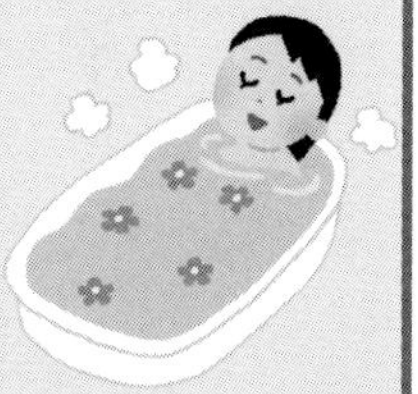

POINT

●疲れを癒すには三十八～四十度の湯にゆっくりつかる
●気分をスッキリさせたいときには四十～四十二度の湯にサッとつかる
●一回の入浴で二～三回は浴槽につかる
●食後一時間以上、また就寝一時間前には上がること
●空腹時や泥酔時は入らない

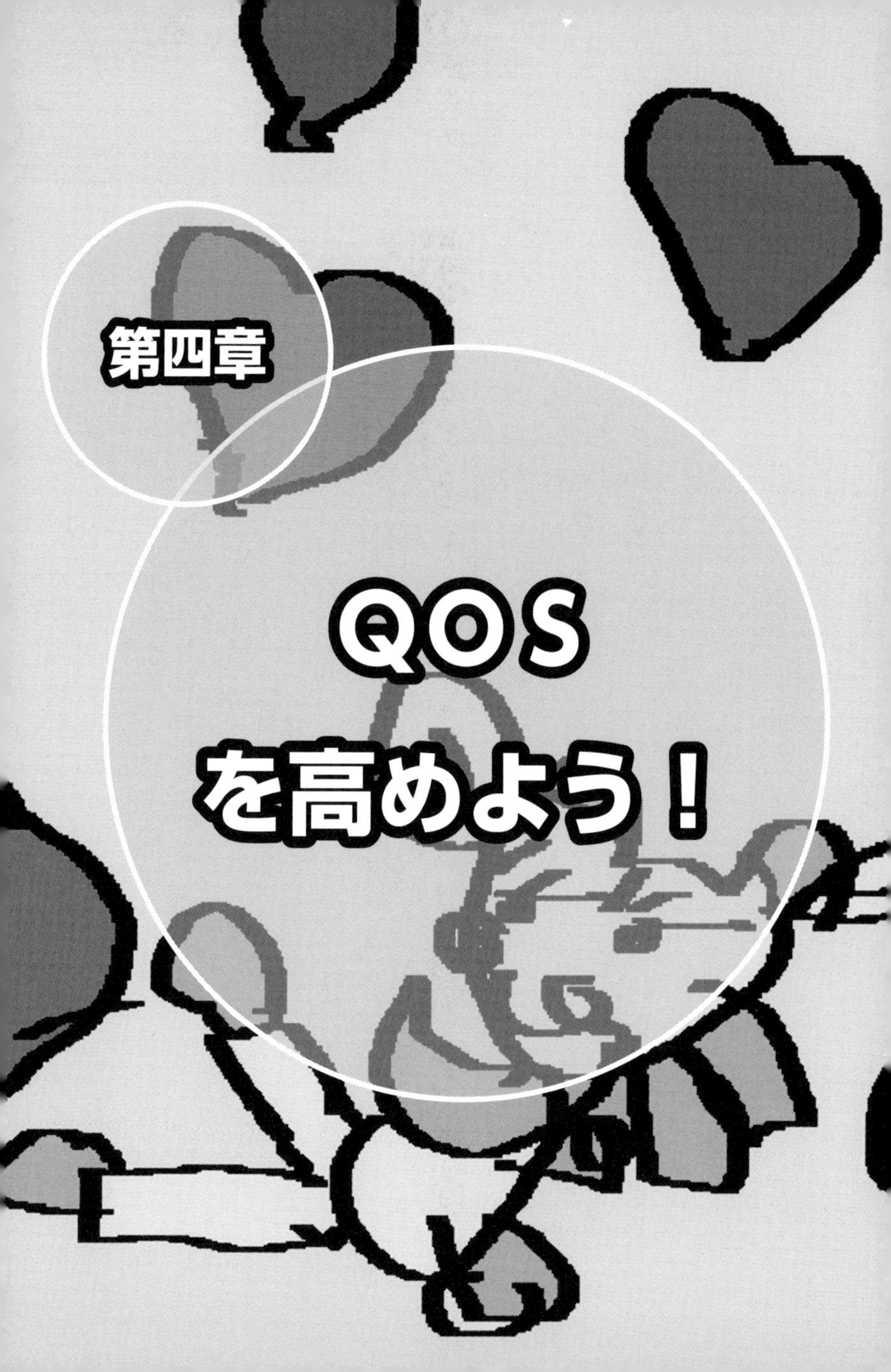

第四章

QOS を高めよう！

ＱＯＳの重要性

ＱＯＳとはＱｕａｌｉｔｙ Ｏｆ Ｓｌｅｅｐの略で睡眠の質という意味です。

皆さんに親しんでもらうために、私が考えた造語なのですが、親しんでもらうだけでなく忘れないようにしてもらうために３文字の覚えやすい言葉にしているのです。

なぜならば、ＱＯＳは人間が楽しく生きていく上で非常に大事だからです。

前の章でも触れましたが、睡眠時間は長くても短くても駄目なのです。

大事なのは、ＱＯＳが高い睡眠をとるということです。睡眠の質を高めることで体に様々なメリットがあります。

睡眠中は新しい血液が作られます。

よって免疫力がアップします。

血圧は横たわると下がります。

よって睡眠時間が短いと高血圧のリスクが高まります。

睡眠が不足すると、食欲を増進させるホルモンが増えて太りやすくなりますし、当然，糖尿病になる確率も上がります。

ダイエットが成功しないのは、ＱＯＳが低く十分に眠っていないからです。

また、睡眠中は様々なホルモンが分泌されます。

なかでも、成長ホルモンは美しい肌や髪を作る、疲労を回復する、脂肪を分解する、骨や筋肉を作る、免疫力をアップさせるなどの様々な働きをします。

美容にも健康にも、睡眠は必須なのです！

睡眠不足になると、脳にある前頭葉という部分の血液量が低下します。前頭葉は、考える、記憶する、アイデアを生み出す、感情をコントロールするなどを司る部分で、この部分の血液量が低下すると、仕事や勉強、家事でミスをして疎かになったり、感情をコントロールできずにイライラして、人や物に当たってしまったりするのです。

睡眠は人生の土台です。

QOSをあげて、良質な睡眠をとることで、体が健康になり、効率的に仕事もできて、前向きな感情がわいてきます。

これからQOSを高めるコツを教えます。

早寝、早起きで生活のリズムを整える

夜型の不規則な生活リズムは、自律神経を乱し、QOSを低下させ不眠を引き起こします。

これを是正するために、早寝早起きを意識しましょう。

では、早寝・早起きをするためには、どうすればよいのでしょう？

いくつかのポイントを示すので実践してみてください。

まずは、あらかじめ毎日の就寝時間と起床時間を決めましょう。土日祝祭日は関係ありません。

実行可能な睡眠時間で構いませんので、体を徐々に慣らしていきましょう。

また、一定時刻に床に入るやり方があります。

夜型生活の人が自然に眠くなるのを待っていたら、いつまでたっても夜型生活から抜け出せません。

入浴の時間を少し早める、ぬるめの湯につかって、副交感神経を高めましょう。普段より十五分早く起きて十五分早く寝るといった方法も良いでしょう。

毎日少しずつ、就寝・起床時間を正しい時間に近付けていきましょう。つまり、自分自身にとって規則正しい生活を送れるスケジュールを厳しく構築しましょう。

早寝、早起きを実践するためのポイント

リラックス方法

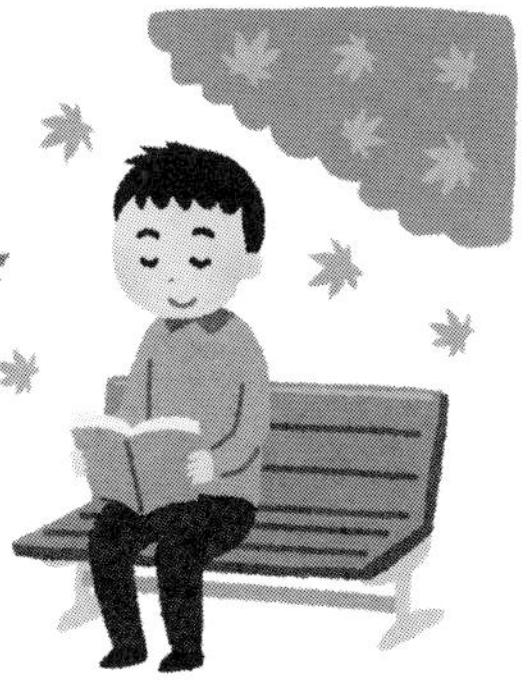

就寝前一～二時間は読書などでリラックスする

リラックス方法

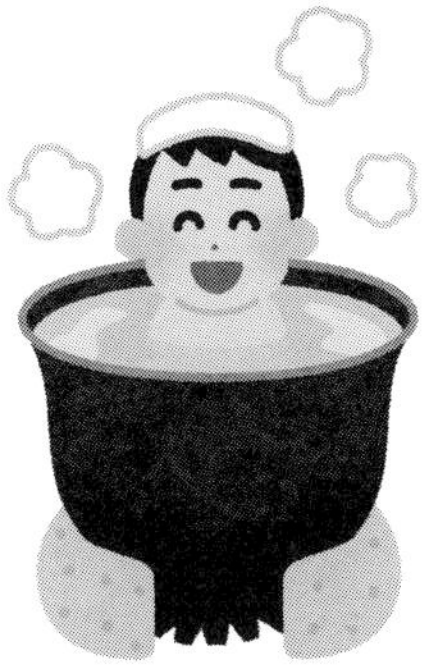

就寝前二～三時間前にぬるめの湯にゆっくりつかってリラックスする

早寝、早起きを実践するためのポイント

就寝時間

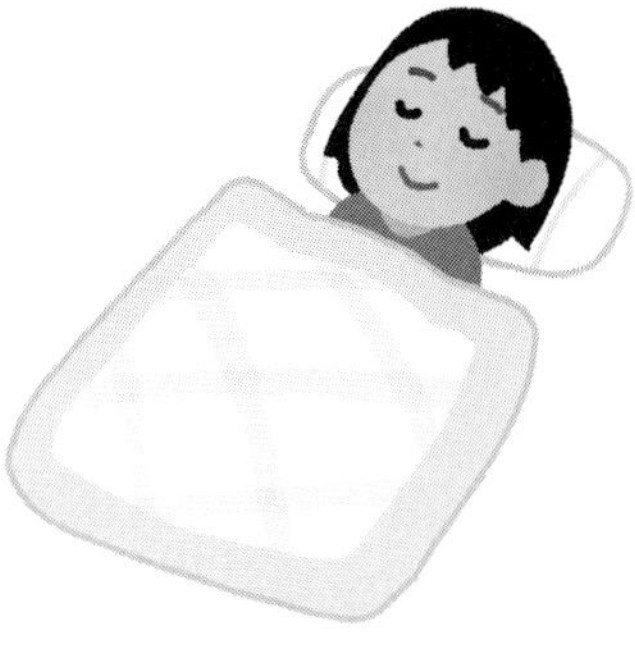

毎日、決まった時刻（遅くとも二十四時まで）に床に入る

起床時間

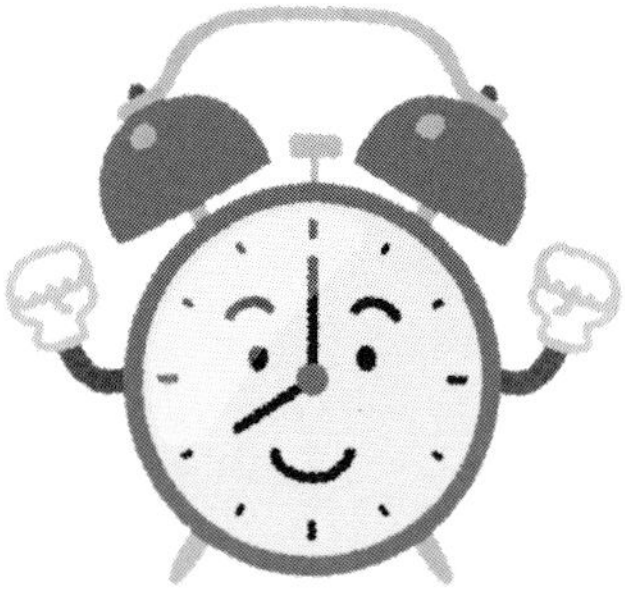

あらかじめ、起床時間を決めておく

一瞬で眠れるのは快眠じゃない

「目をつぶるとすぐに寝落ちすることができる」

「いつでも、どこでも眠ることができる」

そう豪語して、「自分は熟眠している」と思っている人は要注意です。そういう人は、ただの睡眠不足であり浅眠、ＱＯＳも低い方がほとんどです。

健康な人は入眠に十～二十分かかります。

ちなみに入眠剤の効果を発現させるためには、二十分間必要とします。

一分で眠れる人は、眠りに飢えているのです。

慢性的な日中に強い眠気や強い疲労感は、睡眠不足が原因であることが多いです。

特に、「疲労の原因が睡眠不足にあると本人が気付いていない」「仕事が忙しいから疲れている」と思い込んでいる方は危険です。仕事を終わらせることを優先し、さらに睡眠時間を削ってしまうのです。

ＱＯＳを低下させる原因の一つは、睡眠時間中に昼間のストレスフルな、業務のことを考えながら寝ているからです。

週末の寝過ぎに注意！

睡眠不足が続くと、借金を重ねるように疲れが溜まっていきます。睡眠の負債もいつか返さなければいけません。

土日が休みな場合、睡眠負債は土曜日に返すのが基本です。このときのポイントは起床時間を平日よりも二時間以上遅らせないことがポイントです。

生活リズムが乱れるので二時間以上は、遅らせないようにしてください。

週末に寝だめをしている人は、寝だめをしているのではなく、負債を返済しているだけです。

睡眠負債を返すためには、体内リズムを壊さないようにバランスをとりながら寝だめをすることが大事です。

日曜日の朝は平日と同じ時間に起床し、月曜日の準備をしてください。

日曜日を遅くまで寝ていると、いつもの就寝時間に寝つけずに、憂うつな月曜日を迎えてしまいます。そうです、月曜日の仕事内容を考えながら浅眠してしまうのです。

理想は平日も休日も変わらず同じ時間に起きることです。寝だめをしない生活が一番なのです。

低体温が寝つき、寝起きの悪さの原因

人間の体には様々なリズムがあります。

体温もその一つなのです。

体温は一般的には朝起きた時が三十六度と低く、夕方十六時ごろの一番高い時で三十六・五度くらいまであがり、また徐々に下降していきます。

このように、体温にも一日のリズムがあるのです。しかし、最近は三十六度に満たない低体温の人が増えてきています。

低体温は様々な不調の原因になります。

体温が低いと免疫細胞が働くなり、免疫力が低下して風邪どの様々な病気を引き起こします。

それだけでなく、癌などへの抵抗力も弱くなることが分かってきているのです。

代謝も悪くなり太りやすくなったり、肌や髪などの老化も早めたりすることが分かっています。

「寝付きが悪い」「朝が起きられない」と眠りに問題がある方も実は体温のリズムに不調をきたしている場合が多いのです。

体温が高くなるべき時間に上がらなければ、夜になるにつれて下がって眠りやすい状態にすることもできないからです。

なぜ、低体温になるのか？

それは、運動不足などが原因です。

動かないために、体から熱が生み出されずに昼間の体温が上がりにくくなるのです。

現代人の運動不足と筋肉量低下は、低体温の大きな原因です。
低体温を防ぐにはどうしたら良いのか?
次項で説明します。

低体温はこんな不快症状を招く

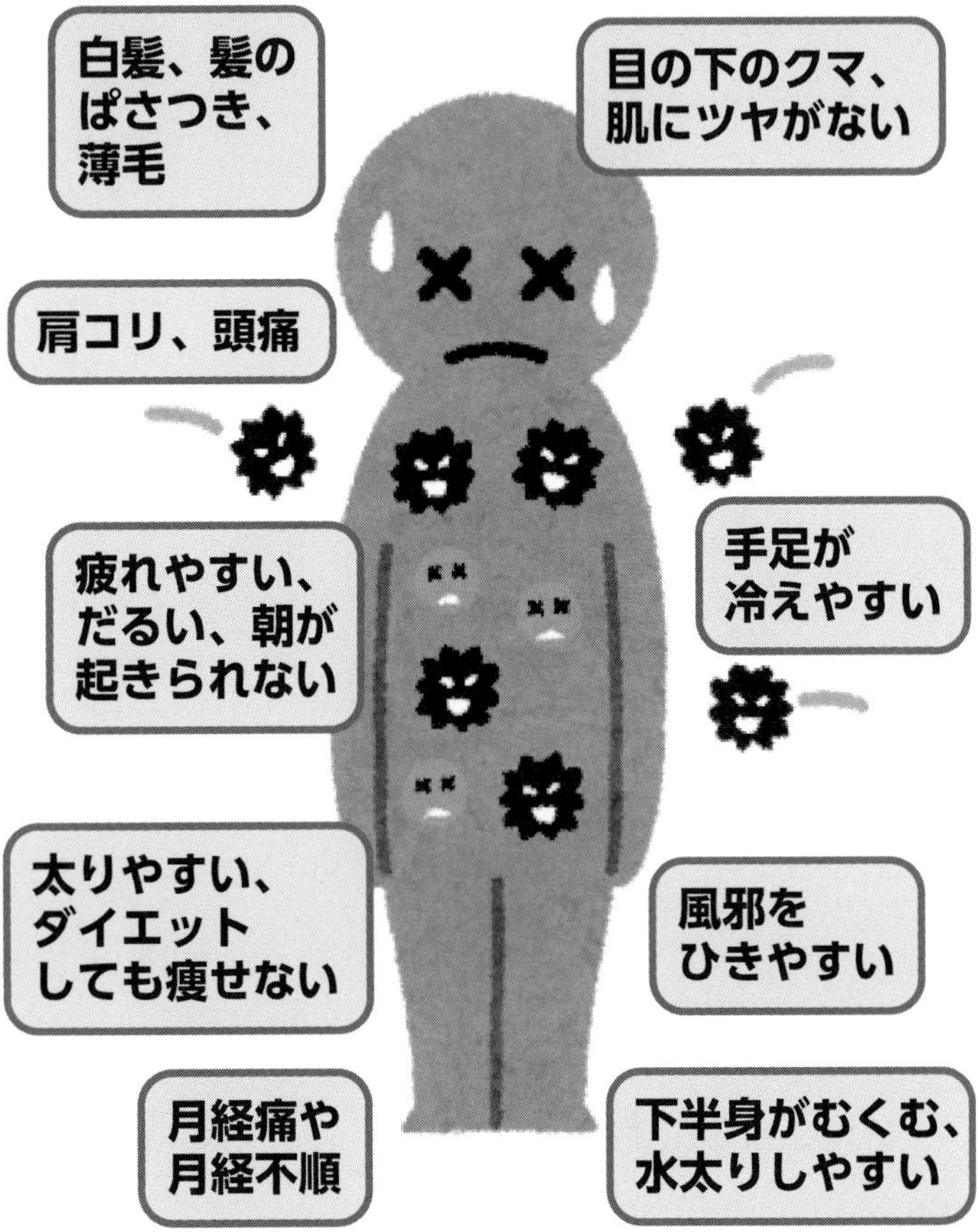

低体温を治す方法

不眠症も低体温が招く不調の一つです。

現代人の低体温は体を冷やす生活習慣が原因です。

一つは、冷房です。

人間の体は暑さをしのぐために、夏は熱を生み出しにくい状態になっています。

自宅や職場で冷房にさらされると体の調節機能がおかしくなり、低体温をおこします。

冷房が利いている部屋ではカーディガンなどの薄手のものを羽織って体を冷やさないようにしてください。

二つ目は、体を冷やす食生活です。

冷えた飲み物やアイスなどのデザートなど体を冷やす食品を取り過ぎています。

真夏でも、常温のものを飲むように心掛けましょう。

三つ目は下半身の運動不足です。

近くまでは車ではなく歩くように心掛けてください。

下半身の筋肉は心臓に血液が戻るのを助け、全身の血流を良くして、体温を上げる効果があります。

つまり、血管の収縮拡張を司っているのは自律神経なのです。

四つ目は、間違った入浴方法です。

入浴はもっとも簡単な冷え退治法ですが、シャワーを浴びるだけでは意味がありません。

夏でも湯船につかってください。

四十度の湯に十分つかるだけで、体温は二度上昇するといわれています。

特に三十八～四十度くらいのぬるい湯におへそ位までつかる半身浴は体を芯から温め、昼間に優位だった交感神経を副交感神経に切り替えて、自然な眠気を促してくれます。

しかし、ぬるい湯だったとしても、三十分以上、湯船につかって長風呂を行うと、免疫系に負担がかかって逆効果になります。

三十分以内に湯船から出て、効果的に体温をあげてください。

この四つを意識するだけで、低体温は改善されていきます。

低体温が改善されると寝付きもよくなり、寝起きもスッキリとします。

体温が低い方は、しっかりと改善していきましょう。

寝酒がQOSを下げる

眠れないときにお酒を飲んでいませんか?

そんな習慣がある人は要注意です。

アルコールが睡眠にとってよいことは何一つとしてありません!

アルコールは劇薬と一緒なのです。

たくさん飲むと寝付きは良くなります。

しかし、アルコールが分解される睡眠後半になると、交感神経の活動が高まり、眠りが分断されるので、疲れがとれません。

少量でも寝付きが悪くなり、睡眠時間も長くなります。

寝付きを良くするために寝酒をすると、耐性ができてお酒の量が増えるばかりで、摂取するアルコールの量が多いほど、昼間の眠気や疲労感が強くなる傾向があるのです。

ますます、ＱＯＳも低下し熟眠できなくなります。

眠れないだけではなく、肝機能障害、肝炎、肝硬変、肝細胞癌のリスクが間違いなく高まります。

スペインの研究ではノンアルコールビールが睡眠に良いという研究結果があります。どうしてもお酒を飲む機会がある方は、ノンアルコールビールを選択することをおすすめします。

タバコとカフェインの弊害

アルコールやタバコ、カフェインなどの嗜好品。

とっているときは精神的に安らぎますが、夜はとらないようにしてください！

タバコの覚醒作用は一時間くらい続きます。就寝前一時間は吸わないようにしてください。

タバコの本数が多いほど、不眠の割合も多いことが分かっています。喫煙者は、吸わない人に比べて深い睡眠が減り、睡眠全体が浅くなるのです。

カフェインの覚醒作用は約四時間もあります。

高齢者になると六～七時間にもなるのです。

カフェインはコーヒーだけでなく、緑茶、紅茶、栄養ドリンク、ココアなどにも含まれています。

特に冷たい飲み物は体内でゆっくり吸収されますので、作用時間が長くなります。

コーヒーを毎日二～三杯飲む習慣があった人が、胃腸の不調をきっかけに飲まなくなったところ、良く眠れるようになったというケースも少なくありません。

夜は、体を温める飲み物や、麦茶や穀物コーヒー、タンポポコーヒー、ハーブコーヒーがおすすめです。

カフェインが入っていないものを選びましょう。最近では、カフェインを摂取しない妊婦さんが増えていますが、この観点においてもノンカフェインのものが推奨されています。

カフェインが含まれる飲みもの

飲み物・・・・カフェイン含有量（１００ml当たり）

●玉露・・・・・１６０mg
●煎茶・・・・・２０mg
●烏龍茶・・・・２０mg
●玄米茶・・・・１０mg
●紅茶・・・・・３０mg
●抹茶・・・・・３２mg
●ほうじ茶・・・２０mg
●番茶・・・・・１０mg
●珈琲・・・・・６０mg

※文部科学省「五訂日本食品標準成分表」より

起床時間と朝起きた時間の関係性

日曜日の夜になかなか寝付けない・・・。

これは、明日の仕事のストレスではなく、朝寝坊が原因です。

実は何時に眠くなるかは、何時に起きたかで決まります。

起床後十五～一六時間後から睡眠ホルモンのメラトニンが分泌され眠くなり、そこから、一～二時間すると眠くなるという体の仕組みがあるからです。

朝六時に起床したら、二十一～二十二時ごろから眠くなり始め、二十二時～二十四時の間に眠ります。

夜更かしをして、十時まで寝ていたら、夜眠れるのは二～四時頃。

いつもの時間に眠れないのは当たり前なのです。

休日も平日と同じ時間に起きるのが良い睡眠です。

もし、就寝時間が変わることがあっても、起床時間を二時間以上はずらさないことが肝心です。

とはいっても、朝寝坊してしまう週末もあるでしょう。その日は眠れないので、
焦らずに読書やゆっくりと入浴でもしながら、眠気が来るのを待ちましょう。

そして、月曜日の日中に眠気が襲ってきても、昼寝などをせずに、早めに床について睡眠のリズムを、立て直すことがとても重要です。

つまり、このように自律神経を整える事が不眠症治療の肝なので、本気で治療に取り組みましょう。

就寝時間と起床時間

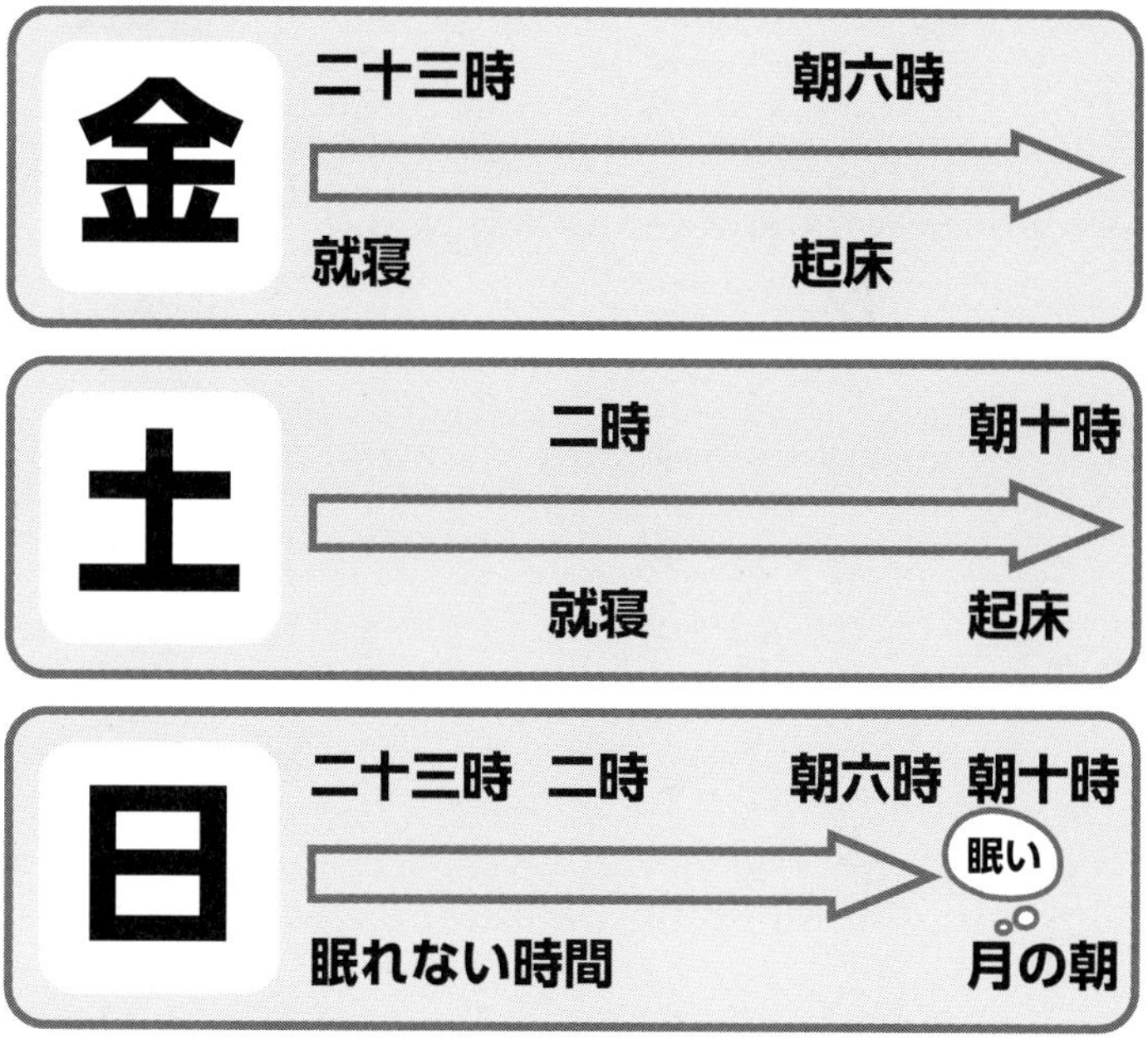
金
二十三時
朝六時
就寝
起床
土
二時
朝十時
就寝
起床
日
二十三時
二時
朝六時
朝十時
眠い
眠れない時間
月の朝

午前中に太陽光を三十分以上浴びよう

太陽光を一定量（三十分）以上浴びると夜ぐっすり眠れます。

太陽光を浴びると、まず神経伝達物質であるセロトニンの分泌が増え、気持ちを明るくしたり、やる気が高まって日中の活動量が上がります。

そして、セロトニンは、夜暗くなると、眠気を促すメラトニンに変わるという特徴があります。直射日光を浴びなくても、目から明るい光が入ればいいので、外出時は日傘をさしていてもかまいません。

重要なことは、そのくらい意識して日々を過ごすことです。

メラトニンは年をとればとるほど減っていくのが、分かっています。

七十歳を超えると、子供の時のピーク時と比べて、十分の一以下に低下してしまいます。

だからこそ、太陽光を意識する生活をこころがけて、眠りの質を上げていきましょう。

太陽光の役割

①体内時計（親時計）のリセット

②起床時にメラトニン分泌を止めて眠気をとばす

③交感神経がオンになり身体が活動モードに

④一定量を浴びることで、夜間のメラトニン分泌量が増す

十七時以降の照明は夕日の色に切り替える

人間が眠くなる為には光が重要な役割を持っています。それは、部屋の明かりにも同様です。

眠るためには、十七時以降は少し暗めの夕陽色の照明に切り替えることが大切です。

照明の使い方は太陽の動きを参考にしましょう。

朝から、日中の太陽は白い色で強い光を放ちます。

それと同じように、家の中やオフィスの照明には明るい昼白色をつかうと活動的になります。

夕方になると太陽はオレンジ色となり、夕陽をみると私たちは「そろそろ仕事も終わり、家に帰ってゆっくりする時間だ」と意識が変わります。

夕方以降は、室内の照明を夕陽のような、オレンジ色（暖色）を灯しましょう。

最近は、ひとつの照明器具で色や明るさが切り替えられる、調色調光タイプのシーリングライトが各社から発売されています。

夜は暖色にして照明を下げることで、交感神経の活動が鎮まってくるのです。

日本では長い間、蛍光灯の明るい光が好まれていました。

暖色の照明は、最初は物足りなく感じるかもしれません。慣れてくるとリラックスすることができるのです。

今流行りの間接照明なども、部屋の雰囲気を変化させる、良い照明器具です。

コンビニやディスカウントストアなどの照度が高い場所にいると、

体内時計が後ろにずれて眠気がこなくなりますので気を付けましょう。

朝食までの空腹時間を長くする

朝食は空腹状態でとりましょう。

朝食を空腹状態でとるというのは、体内時計をリセットする上でとても大事なことなのです。

例えば、夕食を十九時にとり、朝食を朝の七時にとったとしたら、十二時間も空いているので理想的です。

この空腹時間が長いほど、体内時計がリセットされやすいということが分かっています。

夜遅い食事は、朝食までの間が短くなるので、リセット力が弱くなります。

仕事が忙しくて昼の十二時に昼食をとったあと、次の食事が帰宅後の二十三時だとしたら、この間は十一時間も空くことになります。

夜に朝食をとっていることになり、体内時計がバラバラに崩れて、時差ボケ状態になってしまうのです。

どんなに少量でも良いので、十九時頃に食事をし、体内時計を乱さないように心掛けましょう。

朝食までの空腹時間を長くする

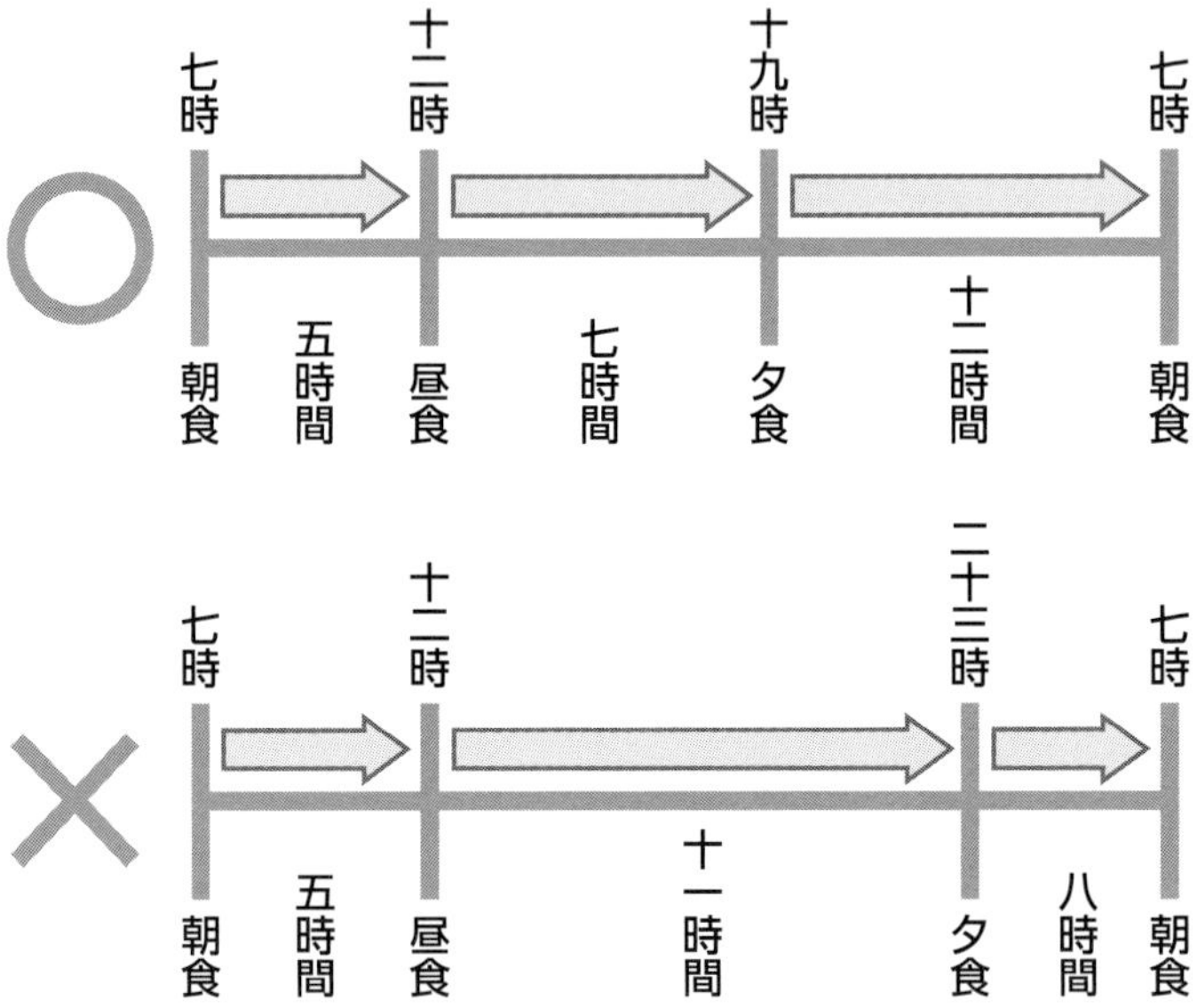

学習効果を高める眠り方

睡眠学習という言葉聞いたことありますか？

眠っている時間に学習できるという夢のような話です。

これは嘘だと思っていませんか？

実は人間は眠っているときに記憶が、強化され、丁寧に整理されているんです。

英会話や資格試験の勉強、ピアノ練習等々・・・。

記憶が新しいうちに眠りましょう。

寝るまでに脳に余分な情報を入れないことがポイントです。

学習と睡眠に関する様々な実験から、演奏も暗記も学んだ直後にしっかりと睡眠をとると、成績が飛躍的に向上することが分かっています。

ただし、深夜まで学習した後に、午前二時から睡眠をとった場合は、効果が上がりませんので、寝る時間には細心の注意をはらいましょう。

二十四時前に就寝することが効果的といわれています。私たち人間は、すごく驚いた事やうれしかったことは、いつまでも覚えているように出来ています。

つまり、感情と連動させると、記憶がさらに脳に定着しやすくなっているのです。

あなたが、歴史を覚えたいのであれば、登場する人物になりきって感情を乗せながら、声に出してみましょう。

記憶の定着が飛躍的に向上していることに驚かれるでしょう。

最近の研究では、言葉と動作を連動させると、睡眠中の記憶が強化されるという報告があります。
ジェスチャーを交えながら覚えたら、すぐに眠りにつきましょう！
このように、学習には睡眠が効果的です。
有効に使って効率良く学習しましょう。

海外旅行の時差ボケ解消法

海外旅行中に時差ボケさえなければ・・・。

そう考える人は多いと思います。

安心してください。

時差ボケをしない秘訣があります。

それは、食事と光、機内での眠り方にあります。

ハーバード大学の研究で十六時間何も食べずに朝食をとると、一気に時差ボケを解消できることが分かりました。朝食までの時間が長いほど、体内時計のリセット力が働く仕組みです。

空腹に耐えられそうになければ、機内ではできるだけ眠らないようにしましょう。

睡眠は搭乗の前半だけにし、一～二時間程度に抑えられるようにします。

現地時間の夜までに、しっかり眠気をためることが重要です。

現地に着いたら、活動的に過ごし、早めの夕食をとって眠り、空腹状態で翌日の朝食をとる。

時差ボケは早めに解消して、楽しい時間を過ごしましょう。

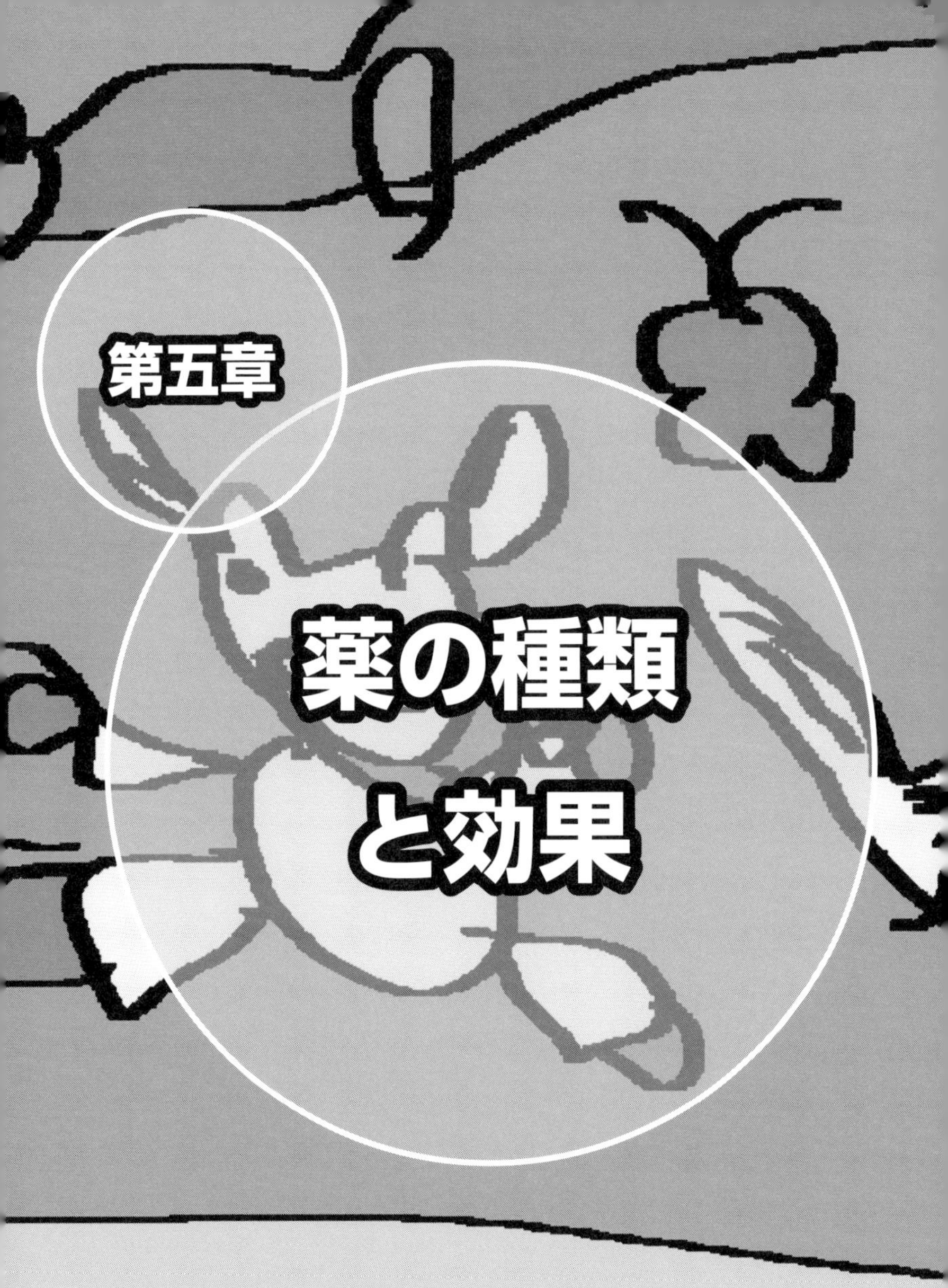

第五章

薬の種類と効果

進化し続ける薬物治療

かつては、「睡眠薬」といえば、服用しているうちに耐性がついて効きにくくなったり、薬がないと落ち着かなくなる依存、量が増えて致命的な用量オーバーが起こりやすいといった、危険な薬物という印象があったと思います。

しかし、時代の変化とともに、問題となるような依存性がない、新しい薬剤が二千年以降、多く出てきています。

睡眠薬は使い方を間違えると危険な薬剤です。

昔はバルビタール系の薬剤が主流でした。

しかし、これらの薬剤は遅行性で効くまでに時間がかかる為に過量に達しやすく、呼吸抑制や血圧低下などのショック症状を引き起こしやすかったのです。

そこで、登場したのが、ベンゾジアゼピン系の薬剤です。これは、バルビタール系の薬剤よりも耐性ができにくく、安全性が高い薬剤です。

二〇年前は主流となっていた薬剤です。

しかし、新たに改良を加えた、非ベンゾジアゼピン系薬剤が登場しました。

これは、筋弛緩作用や抗不安作用がほとんどなく、ふらつき等の副作用が起こりにくいより安全な薬剤です。

近年では全く新しい作用機序をもった、メラトニン受容体作動薬や、オレキシン受容体作動薬の薬剤も登場しました。これは、睡眠導入剤の一番の問題だった依存性の心配がない、新しい薬剤です。マウスなどの動物実験で確証された訳ではなく、人間実験で証明されています。
薬剤の治療も新たな時代へと突入しているのです。

安易な薬の服用が薬物依存性睡眠障害を引き起こす！

いかに薬が良くなろうと、なんでもかんでも、薬を飲めば良いというわけではありません。

ときおり見かけるのは、医師をハシゴし、様々な種類の薬をもらっている患者さんです。

睡眠薬にも種類があり、短時間型の睡眠薬を数種類飲んでも、効果は一定で肝機能障害などの副作用が出るだけです。

定期的に血液検査を施行し、身体の安全性を確認の上、処方してくれるドクターを選びましょう。

残念なことに大病院のアルバイト医師や勤務医の中には驚くほど

古典的な薬を大量に多剤併用するドクターもいます。

このように、薬の使い方や病院選びを誤ると大変な事になります。

決して自己判断はせずに、正しい知識と経験をもった、ドクター（精神保健指定医）の指示を守って服薬しましょう。

睡眠薬の種類と効果

睡眠薬は大きく二種類に分けられます。

一つ目は、寝付きを改善するもので、主に寝付けないと困っているタイプの不眠に、用いられるものです。

即効性がある睡眠薬のことで、超短時間作用型、短時間作用型と呼ばれる睡眠薬です。

二つ目は、夜中に起きてしまうのを防ぐもので、途中で起きてしまうタイプの不眠に用いられます。

作用時間が長い睡眠薬のことで、中時間型や長時間型と呼ばれる睡眠薬です。

睡眠薬の代表的なものとして、

・ベンゾジアゼピン系睡眠薬
・非ベンゾジアゼピン系睡眠薬
・メラトニン受容体作動薬
・オレキシン受容体拮抗薬
・バルビタール系睡眠薬

これらの五つの種類があります。

特に、副作用が少ない、非ベンゾジアゼピン系睡眠薬、メラトニン受容体作動薬、オレキシン受容体拮抗薬の三種類が注目をされています。

次の項でそれぞれを説明していきます。

ベンゾジアゼピン系睡眠薬

ベンゾジアゼピン系の薬剤は、多く使われている薬剤です。

その理由は、しっかりとした催眠作用（眠らせる効果）と重篤な副作用が少ない事があげられます。

しっかりと、不眠を治す力をもっていますが、バルビタール系のように大量服薬をしてしまっても、致命的になることも少ない、安心して処方しやすい薬剤といえます。

種類も豊富で十種類以上が発売されており、それぞれの薬剤が作用時間や強さが異なるので、症状に合わせて薬剤を選択できるのも利点です。

しかし、安全性が高いといっても、副作用がないわけではなく、特に近年では漫然と使い続けて、耐性や依存性が形成されてしまい、睡眠薬がなくては眠れない状態になってしまうことが問題となっています。

非ベンゾジアゼピン系睡眠薬

非ベンゾジアゼピン系の薬剤は、ベンゾジアゼピン系と異なる構造をもつ薬剤ですが、作用機序はベンゾジアゼピン系と似ています。ベンゾジアゼピン系よりも、より催眠作用に特化している薬剤です。

そのために、副作用がベンゾジアゼピン系よりも少ないと言われています。

ベンゾジアゼピン系は主に

・催眠作用に関係する部分

・筋弛緩作用、抗不安作用に関係する部分

この二つに作用すると考えられていますが、非ベンゾジアゼピン系は「催眠作用に関係する部分」に選択的に作用するという特徴があります。

そのために、催眠作用はしっかりとあり、なおかつ、筋弛緩作用や抗不安作用はほとんどなく、ふらつきなどの副作用が少ないと薬剤なのです。

メラトニン受容体作動薬

メラトニン受容体作動薬は、メラトニンという物質に似た働きをすることによって、自然な眠りを後押しする薬剤です。

夜に暗くなると、メラトニンというホルモンが分泌されます。そのホルモンがメラトニン受容体という部分にくっつくと私たちは眠くなることが分かっています。

このメラトニン受容体を刺激して眠くさせるのが、この薬の特徴です。

この薬は「自然な眠りを後押ししてくれる」薬です。薬で強制的に眠らせるのではなく、あくまでも、自然な機序に沿って眠気を起こしているので、安全性が非常に高い薬剤です。

そのため、耐性や依存性もありません。
全く新しい薬剤なのです。

オレキシン受容体拮抗薬

今、日本に承認されている薬の中で、一番新しい薬剤がこのオレキシン受容体拮抗薬です。

オレキシンは覚醒状態を保つ働きがあります。

ナルコレプシーと呼ばれる病気があります。

これは、オレキシンの欠乏で生じる事が分かっています。

その為に、このオレキシンの働きを邪魔することが、できれば人は眠くなるのではないか？

そういった考えの元で生み出された薬剤が、オレキシン受容体拮抗薬なのです。

こちらも耐性や依存性はほとんどない薬剤です。

今後の、不眠症治療において、中心的な存在になる可能性を秘めた薬剤だと感じています。

バルビタール系睡眠薬

一九五〇年代に使用されていた一番古い睡眠薬です。

強力な睡眠効果をもっているので、重度の不眠の方に稀に使われることもありますが、現在ではほとんど使われることがない薬剤です。

効果は強力ですが、その分副作用も強力です。使用には注意が必要な薬剤です。耐性や依存性が形成されやすく、大量服薬をしてしまうと、致命的になる可能性があります。

確かに良く効く薬なのですが、危険性がとても高いために、極力処方すべきではない薬剤です。

睡眠薬一覧表

分類	一般名	商品名	効果発現時間〔最高血中濃度到達時間〕	効果持続時間〔半減期〕
超短時間作用型	ゾピクロン	アモバン☆	0.8時間	4時間
	エスゾピクロン	ルネスタ☆	1～1.5時間	5時間
	ゾルピデム	マイスリー☆	0.7時間	2時間
	トリアゾラム	ハルシオン	1.2時間	2.9時間
短時間作用型	エチゾラム	デパス	3.3時間	6.3時間
	ロルメタゼパム	エバミール ロラメット	1～2時間	10時間
	ブロチゾラム	レンドルミン	1.5時間	7時間
	リルマザホン	リスミー	3時間	10時間
中間作用型	フルニトラゼパム	ロヒプノール サイレース	1～2時間	24時間
	ニトラゼパム	ベンザリン ネルボン	2時間	28時間
	エスタゾラム	ユーロジン	5時間	24時間
長時間作用型	ハロキサゾラム	ソメリン	1時間	85時間
	フルラゼパム	ダルメート ベノジール	1～8時間	23.6時間
	クアゼパム	ドラール	3.4時間	36時間
メラトニン受容体作動薬	ラメルテオン	ロゼレム	0.75時間	0.94時間
オレキシン受容体拮抗薬	スボレキサント	ベルソムラ	1.5時間	7時間

※☆は非ベンゾジアゼピン系薬剤

新たな薬剤の可能性

今までベンゾジアゼピン系薬剤が中心だった時代に新たに、非ベンゾジアゼピン系薬剤、メラトニン受容体作動薬、オレキシン受容体拮抗薬、この三種類が加わった。

この種類の薬剤はそれぞれ、ベンゾジアゼピン系薬剤で問題だった、ふらつきや耐性、依存性という、副作用を軽減した薬剤である。

その為に、今後の不眠症治療においては、中心となる可能性を秘めている薬剤であると、考えられています。

非ベンゾジアゼピン系薬剤は、アモバン、ルネスタ、マイスリーの三製剤が発売されています。

メラトニン受容体作動薬はロゼレム、オレキシン受容体拮抗薬はベルソムラ、全てで五つの睡眠薬が発売されています。
これら五つの睡眠薬の特徴を、それぞれ紹介したいと思います。

アモバン

アモバンは一九八九年に発売された、非ベンゾジアゼピン系の中では、最も古いタイプの睡眠薬です。

一部の人に苦味がある点がデメリットですが、副作用の少なさは定評があります。

アモバンは作用時間が短い、超短時間型睡眠薬に分類され、即効性があるのが特徴です。ですので、アモバンが向いている人は寝付けないという入眠障害の人に向いています。

反対に、途中で目が覚めてしまうタイプの、不眠の方には向いていない薬剤です。

アモバンは服薬して十五分～二十分くらいで効果が発現するので、

アモバンを飲んだ後に部屋をウロウロしていると倒れて怪我をする可能性があるので、気を付けてください。

マイスリー

マイスリーは二千年に発売された、非ベンゾジアゼピン系の睡眠薬です。

効果の強さと副作用の少なさのバランスがよく、即効性に優れるので、恐らく日本で一番処方されている睡眠薬といっても過言ではないと思います。

マイスリーは作用時間が短い、超短時間型睡眠薬に分類され、即効性があり、長く体内に残らないのが特徴です。

同じ超短時間型のアモバンと比較すると、やや穏やかな印象があります。

寝付けないという入眠障害の人に向いています。

一旦眠りに入ってしまえば深く眠れるのですが、その眠りに入れないような方に向いてます。

反対に、途中で目が覚めてしまうタイプの、不眠の方には向いていない薬剤です。

統合失調症や双極性障害の方には処方できないので、注意が必要です。

ルネスタ

ルネスタは二〇一二年に発売された、非ベンゾジアゼピン系の睡眠薬で、非ベンゾジアゼピン系の薬剤の中では、一番新しい薬剤です。

ルネスタはアモバンを改良した薬剤で、その為に苦味が軽減され、安全性に特に評価されている薬剤です。

ルネスタもアモバン同様に作用時間が短い、超短時間型睡眠薬に分類され、即効性があり、長く体内に残らないのが特徴です。

同じ超短時間型のアモバンと比較すると、若干緩やかに効き、緩やかに抜けていくのが特徴です。

寝付けないという入眠障害の人に向いていています。

マイスリー同様、一旦眠りに入ってしまえば深く眠れるが、その眠りに入れないような方に向いてます。

反対に、途中で目が覚めてしまうタイプの、不眠の方には向いていない薬剤です。

ロゼレム

ロゼレムは「健やかな眠りを取り戻し、バラ色の夢を見る」からＲｏｓｅ（バラ）＋Ｒｅｍ（レム睡眠）で、ｒｏｚｅｒｅｍ（ロゼレム）と命名されました。

ロゼレムは寝付きが悪いタイプの入眠障害に対して処方される薬剤です。メラトニンという物質に似た働きをすることによって、自然な眠りを後押しする薬剤です。

そのために、非常に安全性が高い点がロゼレムの最大の長所です。

しかし、そのために効果が弱めで即効性が低いところが短所といえる薬剤です。

無理やり眠らせるわけではないので、どうしても効果は弱くなってしまうのです。

依存性という一番の問題をクリアしている薬剤のために長期的にしっかりと治したい方には向いている薬剤です。

ベルソムラ

ベルソムラは二〇一四年に発売された、現時点（二〇一六年五月時点）で、一番新しい睡眠薬です。

まだ発売されて間もないですが、効果も良く、副作用も少ない印象です。

恐らく、今後の不眠症治療のスタンダードになる可能性を秘めた薬剤だと感じます。

ベルソムラの特徴は、

・確実な効果
・副作用が少なく、特に耐性や依存性がない
・寝付けない、夜中に起きてしまう両方に効果がある

・今までにない、新しい作用機序

この四つが大きな特徴です。

作用機序については、前の項で述べている通り全く新しい作用機序です。

大きな特徴として、即効性も持続時間もある程度有しているので、非常にバランスのとれたオールマイティな睡眠薬と呼べることが最大の特徴です。

漢方薬の種類と効果

多くの不眠の原因にもなる自律神経失調症には、しばしば、漢方薬が処方されます。

特徴として、その人の症状と体質に合わせて生薬を、調合するので、症状がそれぞれ違ったり、複数の症状が一度に出たりする状態には、漢方薬の治療が適していると考えられます。

医師は、どんな症状が出ているのか調べ、その人の体力や体質を見極めながら、調合する生薬を調整していきますから、同じような不眠でも体質によって、処方する漢方薬は違ってきます。

この体質に合わせるという考え方が東洋医学独特の考え方であり、ひとりひとりの症状や体質に合わせて生薬を組み合わせる漢方薬は、「オーダーメイド」の薬です。

ひとりひとりにぴったりの薬を処方することができるので、症状の改善にも優れた効果を発揮します。

男性には加味帰脾湯（かみきひとう）、女性には加味逍遥散（かみしょうようさん）が適しています。

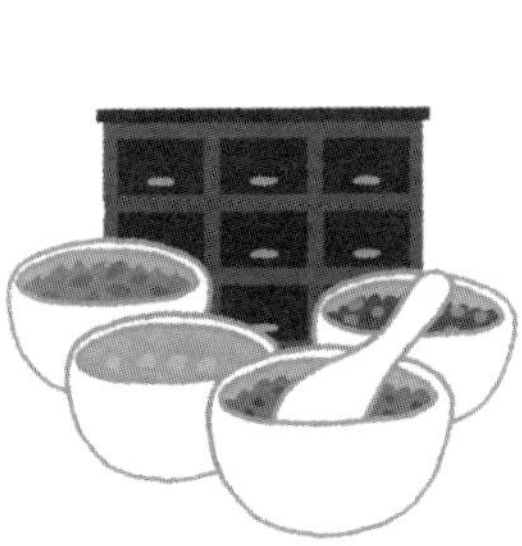

自律神経の乱れに処方される、代表的な漢方薬

	肩こり	頭重・頭痛	目の疲れ	のぼせ	めまい	動悸	食欲不振	便秘	腹痛	冷え症	月経不順	不眠	イライラ	不安・憂うつ	疲労	体力の限界
柴胡桂枝乾姜湯 (さいこけいしかんきょうとう)	○				○	○						○	○			虚
黄連解毒湯 (おうれんげどくとう)		○	○									○	○			実
女神散 (にょしんさん)	○	○		○	○	○	○				○	○	○	○		実
加味帰脾湯 (かみきひとう)	○	○	○	○	○	○			○		○	○	○	○	○	虚
加味逍遥散 (かみしょうようさん)	○	○		○		○		○		○	○	○		○	○	虚・中
当帰芍薬散 (とうきしゃくやくさん)	○	○							○	○	○				○	虚
半夏厚朴湯 (はんげこうぼくとう)					○	○							○	○		中
苓桂朮甘湯 (りょうけいじゅつかんとう)		○		○	○	○										中

おわりに

本書を最後まで読んでいただき、誠に有難うございました。

本書を手にとって頂いた理由は様々かと思います。眠れなくて困っている方、身近に不眠で困っている方を何とかしたいと思っている方、不眠症に興味があり知識を蓄えたくて手にとって頂いた方。そういったそれぞれ違う理由で手にとって頂いた皆様に、「難しいことはより易しく、易しいことはより深く、深いことはより面白く」をモットーにお役に立つ情報の一助になりますように、

という一念にて執筆致しました。

不眠症は必ず治ります！

熟眠できるようになります！

その為に本気で本書に書かれていることを実践してください！大事なのは規則正しい生活と正しい睡眠時間から得られる、ＱＯＳ（睡眠の質）です。

これまでに培った私の臨床経験、立証されている臨床データ、疫学、参考文献による知識を活かし論述してきました。ＱＯＳが低下してる状況下では、高いパフォーマンスを発揮することは不可能です。当院には日本全国から千人を超える患者さんが来院されており、そのほとんどの方が不眠症で困っています。

しかし、自律神経を整えＱＯＳを上げることで、不眠症を治すことができています。

眠れないと嫌なことを思い出し、とても苦しい思いをします。

そんな苦しい不眠症も自律神経を整えれば必ず治ります。

本書を読んで頂いた方がＱＯＳの大切さを実感し、豊かで幸せな人生を送ることができるようになれれば、こんなに嬉しいことはありません。

そうなることを心より願っております。

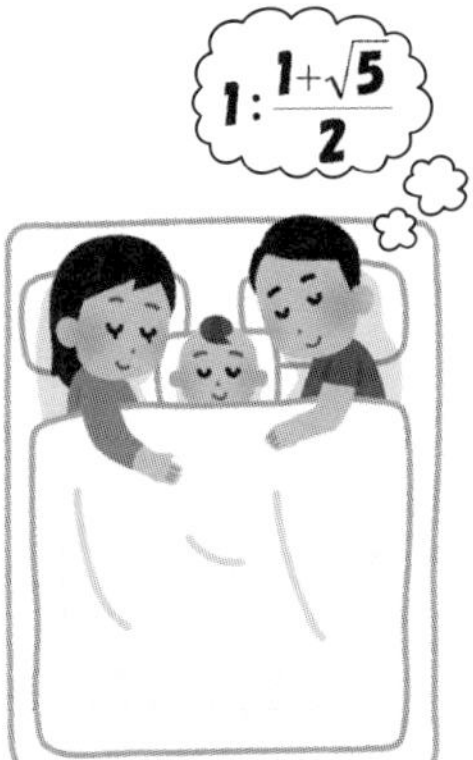

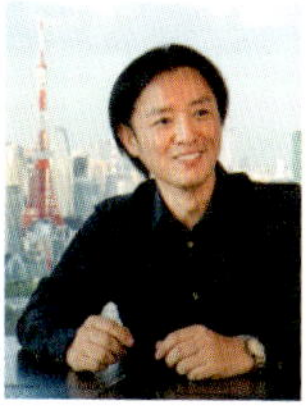

【著者紹介】

小林マーク

1967 年三重県生まれ。三重県の町の小さな木工機械屋さんの同胞 4 人第 4 子次男として育つ。1997 年結婚、妻 (1969 年生まれ)・娘（2009 年生まれ）と東京都港区白金在住。ニューヨーク市立大学大学院卒業後、国際連合に勤務。5 年間で医学部を卒業し医師となり、脳神経外科医 & 救命救急医（東北大学関連病院、東京警察病院・岩井整形外科内科病院・鎌ケ谷総合病院）として勤務後、心療内科医 & 精神科医（秋元病院・平川病院）として勤務し厚生労働省精神保健指定医となる。2007 年三芳の森病院 (240 床) 病院長歴任後、2009 年、現職、新鎌ヶ谷駅前クリニック (徒歩 0 分) 院長に就任。

【認定資格】

厚生労働省精神保健指定医
心神喪失者等医療観察法・精神保健判定医
＊医療観察法：心神喪失等の状態で重大な他害行為を行った者の医療及び観察に関する法律（平成 15 年法律第 110 条）
日本精神神経学会専門医・専門医制度指導医
日本精神神経学会 ICD-11 委員会委員 (12 名、2007 年 1 月 ~)
厚生労働省認知症協力医
日本赤十字社東京都血液センター検診医
@@ 所属協会 @@
日本尊厳死協会（1996 年 3 月 6 日 ~ 終身会員）

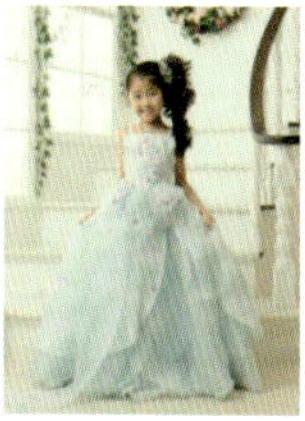

【扉絵担当紹介】

小林あみ

2009 年米国ハワイ州出身。
K international School Tokyo 在学中。
8 歳にて英検 2 級合格（公益財団法人日本英語検定協会 2 級）

隠れ不眠 〜 Quality Of Sleep 〜
努力すれば必ず治る

2018年1月20日　初版第1刷発行

著　者　小林 マーク
発行所　ブイツーソリューション
　　　　〒466-0848 名古屋市昭和区長戸町 4-40
　　　　電話 052-799-7391　Fax 052-799-7984
発売元　星雲社
　　　　〒112-0005 東京都文京区水道 1-3-30
　　　　電話 03-3868-3275　Fax 03-3868-6588
印刷所　藤原印刷
ISBN 978-4-434-24081-2